VIDEO ATLAS

of
ACUTE ISCHEMIC
STROKE INTERVENTION

急性缺血性脑卒中
介入治疗视频图谱

主　编　［美］马克西姆·莫金
　　　　Maxim Mokin, MD, PhD, FSVIN
　　　　Associate Professor
　　　　Department of Neurosurgery and Brain Repair
　　　　Director of Neuroendovascular Fellowship Program
　　　　University of South Florida
　　　　Tampa, Florida, USA

　　　　［美］埃拉德·I. 利维
　　　　Elad I. Levy, MD, MBA, FACS, FAHA
　　　　Professor and Chair
　　　　Department of Neurosurgery and Radiology
　　　　State University of New York
　　　　SUNY Distinguished Professor
　　　　Director, American Board of Neurological Surgery
　　　　Director of Stroke Services
　　　　Kaleida Health
　　　　Buffalo, New York, USA

　　　　［美］阿德南·H. 西迪基
　　　　Adnan H. Siddiqui, MD, PhD, FACS, FAHA, FAANS
　　　　Professor and Vice Chair
　　　　Department of Neurosurgery and Radiology
　　　　Director of Neuroendovascular Fellowship Program
　　　　State University of New York
　　　　Buffalo, New York, USA

主　译　刘建民　杨鹏飞　张永巍

北方联合出版传媒（集团）股份有限公司
辽宁科学技术出版社

©2025 辽宁科学技术出版社。

著作权合同登记号：第06-2022-153号。

图书在版编目（CIP）数据

急性缺血性脑卒中介入治疗视频图谱 / (美) 马克西姆·莫金 (Maxim Mokin), (美) 埃拉德·I. 利维 (Elad I. Levy), (美) 阿德南·H. 西迪基 (Adnan H. Siddiqui) 主编；刘建民, 杨鹏飞, 张永巍主译. -- 沈阳：辽宁科学技术出版社, 2025. 7. ISBN 978-7-5591-4045-6

Ⅰ. R743.310.5-64

中国国家版本馆CIP数据核字第2025XB7127号

出版发行：辽宁科学技术出版社
　　　　　（地址：沈阳市和平区十一纬路25号　邮编：110003）
印　刷　者：河南瑞之光印刷股份有限公司
经　销　者：各地新华书店
幅面尺寸：210mm×285mm
印　　张：14
插　　页：4
字　　数：320千字
出版时间：2025 年 7 月第 1 版
印刷时间：2025 年 7 月第 1 次印刷
出 品 人：陈　刚
责任编辑：吴兰兰
封面设计：周　洁
版式设计：周　洁
责任校对：黄跃成

书　　号：ISBN 978-7-5591-4045-6
定　　价：228.00 元

投稿热线：024-23284363
邮购热线：024-23284502
E-mail：2145249267@qq.com
http://www.lnkj.com.cn

译者名单

主　译

刘建民　海军军医大学第一附属医院　　　　杨鹏飞　海军军医大学第一附属医院
张永巍　海军军医大学第一附属医院

秘　书

姜　一　海军军医大学第一附属医院

译　者（按照所翻译章节顺序排序）

姜　一　海军军医大学第一附属医院　　　　王川川　海军军医大学第一附属医院
谭泽峰　佛山市第一人民医院　　　　　　　朱　宣　海军军医大学第一附属医院
吴雄枫　海军军医大学第一附属医院　　　　张敏敏　海军军医大学第一附属医院
张　萍　海军特色医学中心　　　　　　　　陈　蕾　海军军医大学第一附属医院
王　浩　临沂市人民医院　　　　　　　　　张　萌　聊城脑科医院
周一汉　海军军医大学第一附属医院　　　　陈润东　海军军医大学第一附属医院
曹　洁　常州市第一人民医院　　　　　　　花伟龙　海军军医大学第一附属医院
易婷玉　漳州市医院　　　　　　　　　　　张　广　哈尔滨医科大学第一附属医院
殷洪伟　海军军医大学第一附属医院　　　　沈　芳　海军军医大学第一附属医院

指　导

张　磊　李子付　邢鹏飞　沈红健

主译简介

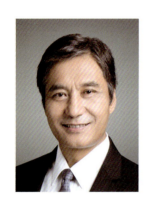

刘建民
主任医师、三级教授、
博士生导师

海军军医大学第一附属医院（上海长海医院）脑血管病中心主任、战创伤中心主任。国家卫生健康委员会脑卒中防治工程专家委员会秘书长，中国卒中专科联盟副主席，国家"百万减残工程"办公室主任，中国医师协会介入医师分会副会长，中国医师协会神经外科医师分会常务委员，中华医学会神经外科学分会常务委员。

主要从事脑动脉瘤、脑供血动脉狭窄、脑梗死、脑（脊髓）动静脉畸形及动静脉瘘等脑血管病介入手术治疗。

以第一作者或通讯作者（含共同作者）身份发表论文553篇，其中SCI收录183篇（包括在《新英格兰医学杂志》上发表的2篇、在《柳叶刀》上发表的3篇），主编专著10部，制定指南共识9部，获国家专利授权92项（发明专利12项）、软件著作权4项。以第一完成人身份先后获得上海市科技进步奖一等奖、教育部科学技术进步奖一等奖、上海市医学科技奖一等奖。主持国家重点研发计划、国家科技支撑计划、国家自然科学基金、国家及上海市临床重点专科建设等项目33项。

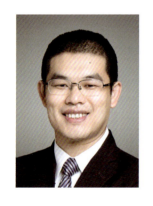

杨鹏飞
主任医师、博士生导师

海军军医大学第一附属医院（上海长海医院）副院长，脑血管病中心执行主任、泛血管疾病中心联席主任，上海理工大学东方泛血管器械创新学院荣誉副院长，上海医学会脑卒中分会候任主委，中国研究型医院学会转化医学分会副主委，上海医学会神经外科分会委员，上海医师协会神经介入专委会委员，中华医学会神经外科学分会青年委员，中国医师协会神经介入专委会青年委员。

擅长大血管闭塞导致的重型脑梗死血管内治疗。牵头建立首批国家高级卒中中心示范中心，组建长三角脑血管病专科联盟并任秘书长。荣获国家卫生健康委员会"脑卒中防治优秀中青年专家""王忠诚中国神经外科医师青年奖"等荣誉。作为Sub-PI完成DIRECT-MT研究、ENCHANTED-MT研究等，建成了OCEAN-Consortium、OCIN Core-Lab和OCIN CEC，目前正在开展Magic-MT、ENCHANTED-3/MT、LATE-MT等多项MT系列RCT研究。获评中国重大科技基础设施联盟"转化医学创新奖"，建立OCIN Club for Innovation（OCI）并担任秘书长。

共发表论文130余篇，包括在《新英格兰医学杂志》上发表的1篇、在《柳叶刀》上发表的2篇；相关研究成果入选*Lancet Neurology*和*Stroke*杂志"2020年度卒中领域重大进展"、中国医学科学院"中国2022年度重要医学进展"、*Stroke*杂志"2023年度脑血管疾病重症管理重要进展"。

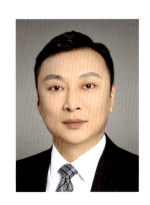

张永巍

主任医师、教授

海军军医大学第一附属医院（上海长海医院）脑血管病中心副主任。中国卒中专科联盟副秘书长，中国卒中学会青年常务理事兼重症脑血管病分会委员，中华医学会神经病学分会神经重症协作组委员，中国医师协会神经病学分会神经重症专业学组委员，中国人体健康科技促进会重症脑损伤专业委员会常务委员，中国研究型医院学会神经损伤与修复专业委员会常务委员，上海市医学会脑卒中专科分会委员，上海市医师协会神经介入专委会委员。

主要从事脑血管病的规范化诊疗和缺血性脑血管病的介入诊疗，专注于危重脑血管病的超早期急救，擅长急性脑梗死的静脉溶栓、动脉取栓等多模式血流重建治疗。

曾获上海市科技进步一等奖、军队医疗成果一等奖等科技奖励7项。为DIRECT MT和ENCHANTED-2/MT研究主要成员，发表论文60余篇，代表性著作发表于《新英格兰医学杂志》《柳叶刀》等国际著名医学期刊，参编专著6部，参与撰写脑血管病专家共识或指南5部。

编者名单

Jason M.Davies, MD, PhD

Associate Professor

Departments of Neurosurgery and Biomedical Informatics

State University of New York

Director of Cerebrovascular Microsurgery

Director of Endoscopy, Kaleida Health

Buffalo, New York, USA

Kenneth V.Snyder, MD, PhD

Associate Professor

Department of Neurosurgery and Radiology

State University of New York

Vice-President of Physician Quality for Kaleida Health

Buffalo, New York, USA

Muhammad Waqas, MBBS

Neuroendovascular Fellow

Department of Neurosurgery

State University of New York

Buffalo, New York, USA Buffalo, New York, USA

序　言

急性缺血性脑卒中的血管内（介入）治疗是一个快速发展的领域。大量的随机试验证明了这种治疗的有效性，颠覆性的技术进步不仅使得血管内再灌注治疗的复杂性不断增加，而且也使得符合治疗条件的患者人数增加。神经介入医生想要跟上这些快速发展的趋势，所需掌握的新信息数量惊人，这就需要不断更新指导教材，其中要不断纳入脑卒中介入治疗技术的实际操作信息（包括技术难点和并发症）、该领域最有用的器具概述以及关于围手术期治疗等信息。

由急性脑卒中介入领域的引领者编写的指导教材有可能成为可供神经介入从业者和相关工作人员使用的、最有效的继续教育工具之一。这本《急性缺血性脑卒中介入治疗视频图谱》的编者正是目前这一领域的顶尖学者。

本书是一部经过作者精心编选的主要以视频图集形式展示的常见病例集，同时辅以专家评论和临床特征描述。这种方式是十分必要和及时的，它通过一个个鲜活的病例和全面的概括，填补了目前教育和知识方面的相关空白。急性脑卒中治疗是复杂的，本书所包含的知识有助于挽救更多的生命（或大脑），参与急性脑卒中介入治疗的每一位从业者都将从本书中获益。

Tudor G.Jovin, MD

Chair, Department of Neurology

Cooper University Hospital

Professor of Neurology

Cooper Medical School of Rowan University

Director

Cooper Neurological Institute

New Jersey, USA

前　言

自从《神经介入手术视频图谱》出版以来，我们收到了许多读者的评论，他们要求对某些主题进行更深入的阐述，其中，急性缺血性脑卒中的血管内治疗最受关注。这并不奇怪，应用现代技术进步有效干预受损脑组织病理过程，这带来了一场治疗技术的巨大变革。因此，在本视频图谱中，我们汇集了最新的知识、数十年的治疗经验和Buffalo的器具创新，以期帮助不同培训水平的读者熟悉、掌握更多技术要领。

本书将延续传统视频图谱的格式（这种方式被证明是非常成功的），详细描述临床和神经影像学发现、手术计划、并发症规避和患者管理等，同时附以聚焦于递进式的详细描述血管造影和手术过程的高清视频。在本书中，我们介绍了最常见的血管内治疗急性脑卒中的方法，包括近端、远端和串联闭塞的抽吸和支架取栓术。本书也描述了一些极具挑战性和非常见病因类型脑卒中的治疗要点和技巧，包括动脉夹层、动脉粥样硬化和静脉性脑卒中。本书还详细阐述了动脉通路的重要性、当前装置的缺陷以及克服这些问题的方法，书中另有几个案例专门用于帮助大家识别和处理术中可能遇到的并发症。我们希望本书可以成为您应对处理急性缺血性脑卒中病例的各种临床意外场景时的有用指导。

Maxim Mokin, MD, PhD, FSVIN

Elad I. Levy, MD, MBA, FACS, FAHA

Adnan H. Siddiqui, MD, PhD, FACS, FAHA, FAANS

致　谢

我们要感谢医学插画师Jennifer Pryll的努力工作，他为本书提供了高质量的插图，这非常有助于解释和强调复杂的神经介入手术的关键环节。我们也要感谢医学插画师Paul H.Dressel，BFA，他准备的技术视频和图像是这本视频图谱的关键组成部分。感谢Debi Zimmer提供的编辑协助，以确保每一章节的准确性和一致性。我们非常感谢Thieme团队对这个视频图谱系列早期概念的提出、复杂的编辑过程到最后出版的持续支持。我们非常感谢来自Kaleida Health Gates血管研究所的护士和技术人员的大力支持。我们还要感谢许多来自我们项目的现任、前任住院医师和神经血管研究员们，我们自豪地称他们为"Buffalo家族"。最后，我们非常感谢Nick Hopkins博士在促进多学科合作方面的远见、毅力和非凡能力。如果没有Nick的持续支持和领导，这项工作是不可能完成的。

Maxim Mokin, MD, PhD, FSVIN
Elad I. Levy, MD, MBA, FACS, FAHA
Adnan H. Siddiqui, MD, PhD, FACS, FAHA, FAANS

　　谨以此书献给我Buffalo的导师们。在Millard Fillmore Gates Circle医院实习期间的一次意外的脑卒中神经病房轮转，带给了我最惊人的临床和科研经历——这段经历改变了我的未来。

Maxim Mokin

　　我将这本书献给我的妻子Cindy及3个孩子Bennett、Hannon和Lauren，感谢他们长久以来的支持、包容和爱。感谢我的父母，他们以身作则地教导我，激情、毅力和牺牲是一切值得完成的事情的关键要素。感谢所有的患者，他们的勇气教会了我很多。

Elad I. Levy

　　我把本书献给所有的脑卒中患者。他们的努力与奋斗为这项工作提供了动力，他们的坚韧与决心激励着脑卒中治疗领域的所有人。向所有饱受脑卒中折磨的患者致敬。

Adnan H. Siddiqui

目　录

视频目录

第1章　临床与影像学评估

概述

大量的医学文献描述了各种临床和影像学方法在血管内取栓（ET）患者评估中的应用。本章提出了一种针对疑似大血管闭塞（LVO）急性缺血性脑卒中（AIS）患者的更实用的评估方法。我们将讨论如何根据临床表现来识别和确认LVO，并回顾了取栓治疗决策所需的最低影像学标准。

关键词：ASPECTS，LVO，NIHSS，灌注

1.1　临床评估

- 院前脑卒中筛查工具主要用于两个目的：①鉴别脑卒中与类卒中（如脑病或低血糖）；②识别中高概率存在LVO的卒中患者。这些工具在院前急救中最为常用，可以帮助急救人员为疑似卒中患者选择最合适的卒中中心。

- 面部手臂语言测试（FAST）和辛辛那提院前中风评分（CPSS）是最经典的卒中筛查工具，评估内容包括面瘫、运动功能和构音障碍。洛杉矶运动评分（LAMS）和快速动脉闭塞评分（RACE）是经典的评估LVO的量表工具。

- 美国国立卫生研究院卒中量表（NIHSS）是针对AIS严重程度的评分方法，最常用于住院患者（表1.1）。该量表采用统一的语言，帮助医务人员准确地评估卒中的严重程度，并做出治疗决策。仔细记录基线NIHSS评分有助于及时发现早期神经系统恶化，提醒神经介入医生可能出现的并发症，如再灌注出血或再闭塞。

- 大多数符合血管内取栓治疗指征的大动脉闭塞性急性缺血性脑卒中患者的NIHSS评分在10～25分之间。NIHSS评分<6分的"轻型卒中"患者可能存在LVO或更远端的中等血管闭塞（MeVO），对此类患者进行血管内取栓治疗时，需要更全面地考虑相关的风险和获益。

表1.1　美国国立卫生研究院卒中量表（NIHSS）

类别	分数描述
意识水平（LOC）	0 清醒，反应灵敏 1 嗜睡，轻微刺激能唤醒 2 昏睡或反应迟钝，需反复刺激、强烈或疼痛刺激才有反应 3 昏迷、无反射
意识水平提问	0 两项均正确 1 一项正确 2 两项均不正确
意识水平指令	0 两项均正确 1 一项正确 2 两项均不正确
凝视	0 正常 1 部分凝视麻痹 2 强迫凝视或完全凝视麻痹
视野	0 无视野缺损 1 部分偏盲 2 完全偏盲 3 双侧偏盲（包括皮质盲）
面瘫	0 正常 1 轻微（微笑时鼻唇沟变平、不对称） 2 部分（下面部完全或几乎完全瘫痪） 3 完全（单侧或双侧瘫痪，上、下面部缺乏运动）
上肢运动	0 无下落 1 有晃动 2 试图抵抗重力 3 不能抵抗重力 4 无运动
下肢运动	0 无下落 1 有晃动 2 试图抵抗重力 3 不能抵抗重力 4 无运动
肢体共济失调	0 无共济失调 1 一个肢体有共济失调 2 两个肢体有共济失调
感觉	0 正常 1 轻、中度感觉障碍 2 重度、完全感觉缺失

续表

类别	分数描述
语言	0 正常 1 轻、中度失语 2 严重失语 3 不能说话或者完全失语
构音障碍	0 正常 1 轻、中度 2 言语不清，不能被理解
忽视	0 正常 1 对一种感觉的双侧同时刺激忽视 2 严重的偏侧忽视或一种以上的偏侧忽视

来源：https://stroke.nih.gov/resources/scale.htm

1.2　影像学评估

- 脑部非增强计算机断层扫描（NCCT）可以快速区分急性缺血性脑卒中和脑出血。这种简单的成像方式是许多急诊室（ED）的理想选择。
- 正如NIHSS评分可以让卒中团队成员准确地评估临床卒中的严重程度，Alberta卒中项目早期CT评分（ASPECTS）是一种常用的影像学评分系统，用以描述CT上早期卒中的严重程度（图1.1）。
- 在许多情况下，采用NCCT结合CT血管造影（CTA）的方法就可以确定LVO的位置和范围，提供决定是否取栓所需的最少信息（图1.2）。
- 其他的成像方式，如脑灌注成像［主要以CT灌注（CTP）形式］或磁共振成像（MRI），通常不是必要的（图1.2和图1.3）。血管内取栓（ET）治疗能够大大降低各种卒中患者的残疾率和死亡率，包括不同程度的基线卒中负荷和不同LVO位置的患者，所有这些患者都可以仅通过CT和CTA进行评估。当然，在实践中也存在一些需要额外进行其他影像学评估的临床应用场景（图1.4）。

1.3　要点与难点

- 基于CT的ASPECTS可通过调整窗宽/窗位，提高对早期缺血性改变检测的灵敏度（图1.1）。
- NCCT可估算卒中负荷的程度，还可以识别提示

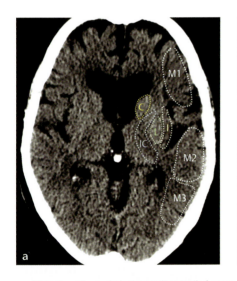
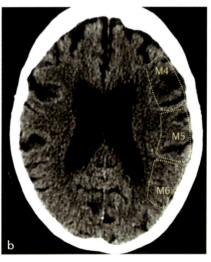
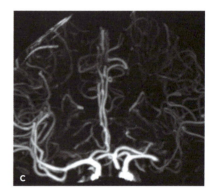
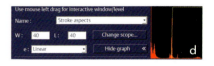

图1.1　Alberta卒中项目早期CT评分（ASPECTS）。轴位NCCT：基底节区层面（a）和基底节区以上层面（b）。通过10个代表大脑中动脉（MCA）区域的标准区域给出评分，分数为0～10分。根据每个区域存在缺血证据（0分）或缺乏早期缺血性改变（1分）计算累积分数。C，尾状核；IC，内囊；L，豆状核；I，岛叶；M1～M3，基底节层面皮质区；M4～M6，基底节区以上皮质区。本例M4和M5区存在早期缺血性改变，因此，该患者ASPECTS为8分。c.CT血管造影（CTA），三维（3D）重建，显示左侧大脑中动脉M1段闭塞。d.本例使用的窗口/窗位参数。窗宽参数选择在40/40水平可达到早期缺血性改变的最佳可视化，而最佳窗位取决于视觉偏好，因此可能会有所不同。W：35～40和L：35～40是经常使用的参数范围

LVO的血管高密度征（图1.5）或提示潜在钙化斑块，以指导操作者选择最合适的干预措施。

- CTA可以确认或排除LVO，还可以提供主动脉弓解剖变异、颅外血管迂曲、狭窄或闭塞等信息。同时，CTA还有助于评估Willis环的状态和识别颅内解剖变异。这些关键点可帮助确定动脉通路（股动脉或桡动脉）、导引导管和取栓装置的选择，这部分内容将在第2章和第3章中进一步讨论。

- CTA和CTP成像的准确性取决于增强剂注射和图像采集的质量和时间。这一点对于CTP结果的准确解读尤为重要（图1.6）。CTP成像主要用于急性前循环LVO，判读其成像结果时需要谨慎考虑其与慢性闭塞、严重狭窄或后循环卒中的临床相关性（图1.7）。

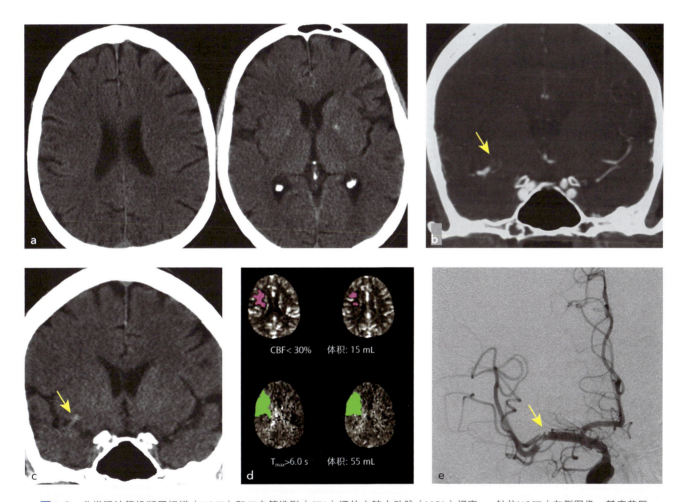

图1.2 非增强计算机断层扫描（NCCT）和CT血管造影（CTA）评估大脑中动脉（MCA）闭塞。a.轴位NCCT（左侧图像：基底节区以上水平；右侧图像：基底节区水平）。存在细微的早期缺血性改变，ASPECTS在6分以上。b.冠状位CTA，右侧M1分叉处可见充盈缺损，代表存在新鲜血栓（箭头）。该患者的NIHSS得分为16分（忽视、右侧凝视和左侧偏瘫）。图a、b中获得的影像学数据足以用来确定该患者是否适合进行血管内取栓（ET）。c.冠状位NCCT，显示MCA高密度征（箭头）。有如此高的NIHSS评分，即使没有CTA结果，选择进行取栓治疗也是合理的。d.CT灌注（CTP），快速AI自动处理软件（缺血视图），显示出灌注异常区域（绿色——缺血半暗带，红色——核心梗死区）。灌注影像结果证实该患者符合取栓指征，但临床完全可以在没有CTP结果的情况下做出同样的决策。有些时候CTP结果显示出"不适合"取栓，并据此将患者排除在取栓治疗之外，这种情况可能是对患者"有害"的。e.数字减影血管造影（DSA），右侧颈内动脉（ICA）造影，正（AP）位像，证实MCA分叉处"鞍状"栓子，并延伸至M2段两个分支内（箭头）

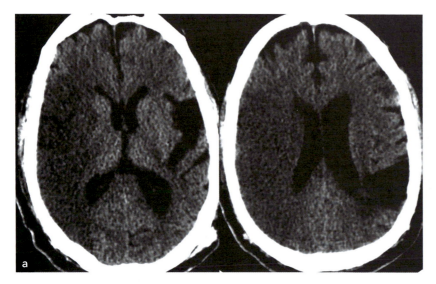

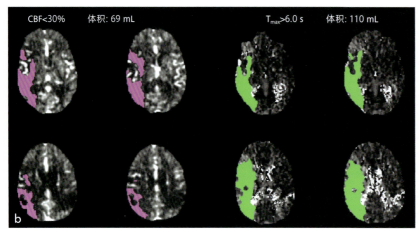

图1.3　ASPECTS评分较差的M1段闭塞病例。a.轴位NCCT（左侧图像：基底节区水平；右侧图像：基底节区以上水平）。本例为清醒状态下右侧颈内动脉（ICA）闭塞致卒中的患者，整个大脑中动脉（MCA）区域存在广泛的缺血性改变。ASPECTS评分为1分（尾状核区域是唯一一个没有缺血迹象的区域）。在这种情况下，血管内取栓（ET）是无效的。b.CT灌注（CTP），显示MCA区域广泛的灌注异常（绿色：缺血半暗带；红色：核心梗死区）。本例中，灌注成像显示的核心区范围被低估

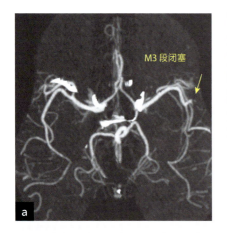
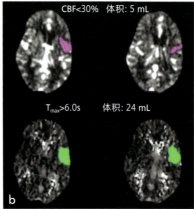
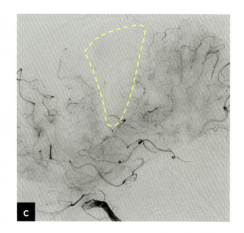

图1.4　CTP识别的大脑中动脉（MCA）远端分支闭塞示例。a.CTA三维（3D）重建，左侧MCA的M3段闭塞（箭头）最初被漏诊，Rapid AI软件未能检测到LVO。b.CTP显示运动皮层对应的远端MCA小片的灌注异常（绿色：缺血半暗带；红色：核心梗死区）。由于患者存在对侧肢体无力的症状，结合CTP的发现，促使医生对CTA图像进行更仔细的分析，发现本次发病可能是由左侧M3段闭塞导致的。c.DSA，左侧颈内动脉（ICA）侧位造影，在毛细血管期存在楔形充盈缺损（虚线区），证实为M3段分支闭塞。随后对该患者进行了局部动脉内溶栓（tPA）治疗（未显示）

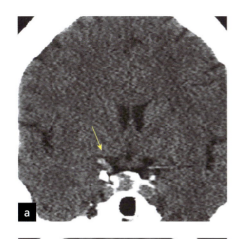

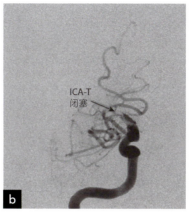

图1.5　单纯采用NCCT显示LVO。a.冠状位NCCT，显示血管高密度征（箭头）。这一征象提示颈内动脉（ICA）末端的急性血栓。由于准备建立CTA静脉通路时有延误，患者被立即送往导管室进行取栓（ET）治疗。b.DSA，右侧ICA AP位像，确认颈内动脉末端（ICA-T）闭塞（箭头）。c.冠状位NCCT，显示后循环卒中患者基底动脉近端广泛钙化（箭头）。d.DSA，左侧椎动脉（VA）造影AP位像，确认左侧椎基底动脉汇合部狭窄，远端血流速度降低（箭头）。术者认为该病为动脉粥样硬化性狭窄，选择急性支架植入术治疗

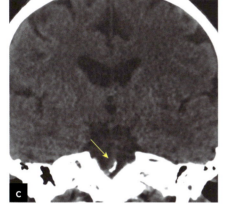

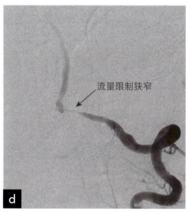

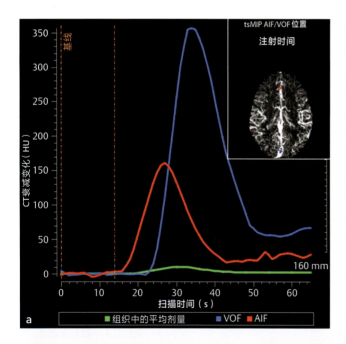

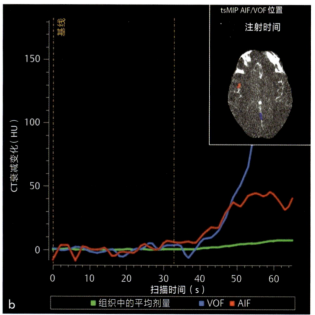

图1.6　CT灌注（CTP）影像判读中的难点——动脉和静脉曲线。a.自动动脉输入功能（AIF，红色曲线）和静脉输入功能（VOF，蓝色曲线）。右上角插图分别显示了AIF和VOF的动脉和静脉位置。这是一个有很好的AIF和VOF位置和曲线的例子。b.显示不能明确诊断的AIF（红色曲线）和VOF（蓝色曲线）。这种情况可能与AIF或VOF放置不当（可以通过手动调整放置位置来纠正）、造影剂注射时机不佳或造影剂剂量不足有关

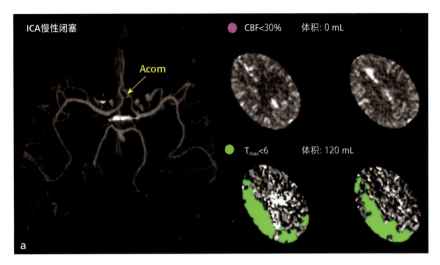

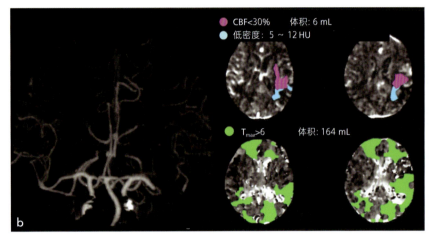

图1.7　CT灌注（CTP）判读中的难点——临床案例。a.已知右侧颈内动脉（ICA）慢性闭塞患者的CTA三维（3D）重建影像（左图）和CTP（右图）。通过前交通动脉（Acom，箭头所指）代偿供应右侧大脑中动脉（MCA）区域。CTP显示右侧大脑半球大片缺血半暗带（绿色），而患者的NIHSS评分为0分，不需要进行干预。b.左侧M1段急性闭塞患者的CTA 3D重建图像（左图）和CTP图像（右图）。此患者CTP不具诊断性价值。可以看到缺血半暗带（绿色）在两个大脑半球弥散分布，而不是局限于左侧MCA区域。紫色和蓝绿色分别代表缺血核心区和慢性梗死区

第2章　动脉入路

概述

动脉入路是保证神经介入手术成功的第一步，也是关键一步。股动脉（Femoral Artery，FA）入路是临床上最常用的选择。此外，桡动脉（Radial Artery，RA）入路也越来越多地被用于后循环和部分前循环卒中病例，如主动脉弓解剖困难的病例。理想的入路应具备的特征包括：术者可根据血管闭塞位置选择适合的导引导管，尽快到达目标血管，以及入路相关并发症风险低。

关键词：肱动脉，股动脉，桡动脉，超声，血管痉挛

2.1　解剖与影像学特征

- 在为特定的卒中患者选择最佳动脉入路时，应考虑以下几个因素：
  - 前循环与后循环。一般而言，后循环卒中更适合选择RA入路。如果左侧椎动脉（Vertebral Artery，VA）为优势侧，则左侧RA入路更合适。
  - 对于前循环卒中患者，特别是计划使用球囊导引导管（Balloon-Guide Catheter，BGC）的病例，使用9F鞘的FA入路可能更合适。但有些术者已经习惯使用RA入路，甚至经RA使用BGC。
  - 主动脉弓解剖特征在选择更适合RA入路的病例中至关重要，例如一些存在牛形弓或者需要超选右侧颈动脉Ⅱ型和Ⅲ型弓的病例（图2.1）。不过，目前已经有一些新型、通过性能强的导引导管［如0.088 in（1 in≈2.54 cm）TracStar（Imperative Care）或AXS Infinity（Stryker）］可以帮助术者在存在解剖困难的病例中快速、可靠地建立FA入路。第3章中将对这些特殊的病例进行讨论。

2.2　技术要点及关键步骤——FA入路

- FA穿刺的最佳位置为腹壁下动脉起点以下、股动脉分叉以上（图2.2）。通过触诊骨性结构（如

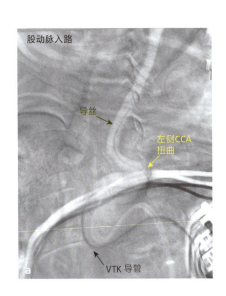
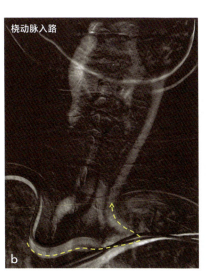

图2.1　经股动脉入路超选颈动脉失败病例。a.路图，正（AP）位，左侧颈总动脉造影。在本例中，由于左侧颈总动脉（CCA）近端扭曲合并Ⅲ型主动脉弓（黄色箭头），经股动脉入路非常困难。尽管VTK导管（黑色箭头，Cook Medical）超选至左侧颈总动脉起始部，但任何尝试推送0.035 in导丝［绿色箭头，Glidewire（Terumo）］的操作都会导致导管退出。b.路图，AP位，左侧颈总动脉造影。使用桡动脉入路，超选左侧颈总动脉需克服的弯道更少，导管到位更直接（黄色虚线）。术者经常可以在术前发现这种具有挑战性的主动脉弓类型，在这种情况下应考虑将桡动脉作为首选的入路选择

髂前上棘）来判断腹股沟韧带位置的方法是不准确的。我们更倾向于使用止血钳在透视下观察股骨头的位置，这种方法有助于更准确地判断穿刺针穿刺的位置，然后重复透视（图2.2、图2.3）。如果穿刺点水平不理想，稳妥的方法是更换大尺寸扩张器或置鞘前拔出穿刺针。

- 穿刺点位置过高会增加腹膜后血肿发生的风险，严重时可危及生命。穿刺点位置过低，当穿刺点位于股动脉分叉下方时，容易形成假性动脉瘤，同时也会影响血管闭合装置的安全使用。

- 由于取栓时间紧迫，一些术者会在手术结束时再进行股动脉造影。常规进行造影评估很有必要，如果进入股动脉遇到任何阻力或担心股动脉损伤，则需立即对穿刺部位进行血管造影。

2.3　技术要点及关键步骤——RA入路

- 桡动脉平均直径为2.6 mm，使用超声（图2.4）辅助可大大增加首次穿刺的成功率，并减少血管痉挛和更换动脉穿刺部位的概率。有些病例的桡动脉存在既往损伤、先天性异常以及周围

血管疾病等因素导致其管径过小，我们应当对尺动脉进行评估，并作为替代入路。

- 术前对手术室操作流程、患者体位和超声的使用进行统一规范，可提高桡动脉入路的成功率。桡动脉入路相关技术见图2.5和图2.6。通常采用带亲水涂层的6F或7F穿刺鞘，大部分情况下无须使用扩张器（Terumo）。置鞘后可使用"鸡尾酒"方案，即经桡动脉鞘注射维拉帕米2.5 mg、硝酸甘油200 μg、肝素3000 U，以预防桡动脉的痉挛和术后的闭塞。

- 如果计划置入长鞘建立入路，可采用交换技术。建议根据导引导管的目标位置选择各种内径为6F的亲水性长鞘，如AXS Infinity（Stryker）、Pinnacle Destination（Terumo）或Ashahi Fubuki（Ashahi Intecc）等。

2.4　技术要点及关键步骤——其他可选入路

- 当桡动脉或尺动脉不能安全置管，又想直接进入锁骨下动脉时，可考虑肱动脉入路。该入路需要床边超声和X线引导（图2.7）。肱动脉与其

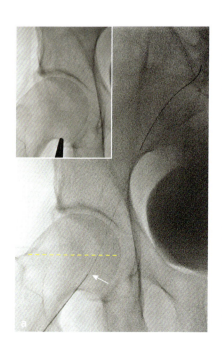
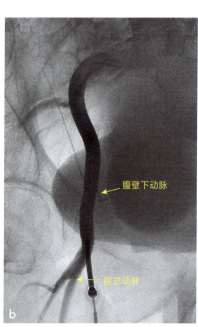

图2.2　股动脉（FA）穿刺的最佳水平。a.透视像，显示微穿刺针进入股动脉的水平（箭头）。虚线将股骨头一分为二。最佳穿刺位置是在股骨头水平中线或水平中线以下。左上角插图显示止血钳定位股骨头的方法。b.右侧股总动脉造影的不减影像。穿刺鞘位于腹壁下动脉起源的下方（实线箭头）与股总动脉分叉的上方（虚线箭头）

腹壁下动脉

股总动脉

远端分支相似，容易发生血管痉挛。

- 直接穿刺颈内动脉往往是在其他所有入路都失败后的最后选择。

2.5 要点与难点

- 由于股动脉造影显示结果的影响，使用血管闭合装置进行缝合可能并不安全（图2.8）。对于在术中给予负荷剂量糖蛋白Ⅱb/Ⅲa受体拮抗剂或刚刚进行组织纤溶酶原激活剂（tPA）静脉注射（IV）溶栓的患者，手动按压穿刺点的效果可能

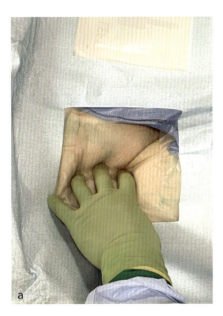
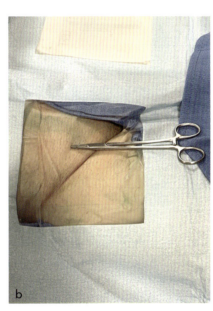
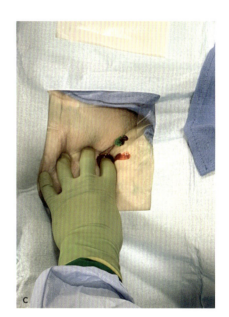
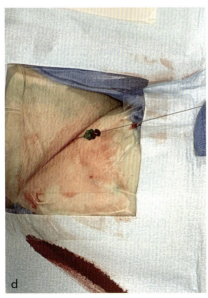
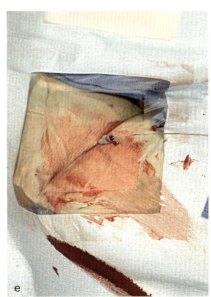
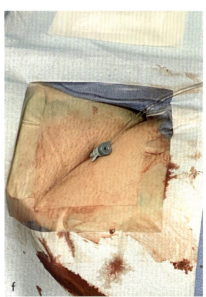

图2.3 股动脉（FA）入路及置入穿刺鞘。a.触诊股动脉，评估搏动强度。b.放置止血钳，透视确定股骨头的位置。c.21G穿刺针（Cook Medical）45°穿刺，见回血。d.置入0.018 in、40 cm的导丝（Cook Medical），透视确认导丝位于髂外动脉内且未进入分支（无图片）。e.将穿刺针置换成5F扩张器（Cook Medical）。f.沿0.035 in的J形导丝，置入8F短鞘（Terumo），用生理盐水冲洗穿刺鞘。8F短鞘可通过大多数0.088 in的导引导管，常规用于卒中介入手术的入路建立

较差；在这种情况下，可先固定穿刺鞘，数小时后拔除。

- 采用股动脉入路，可能会发生一些罕见但可危及生命的并发症。腹股沟血肿可导致大量失血（图2.9）。当患者出现严重疼痛、穿刺部位触及快速增大包块以及血流动力学不稳定时，需要立即引起注意。体检即可诊断腹股沟血肿，在某些情况下，需要进行腹部和骨盆CT或腹股沟

超声检查确诊。多数情况下，手动加压即可成功止血。特殊情况下可能需要应用逆转抗凝和抗血小板作用药物，并请血管外科会诊。

- 腹膜后血肿通常是由于"高位"穿刺导致的（图2.10），仅通过体格检查往往难以诊断，需立即进行腹部和骨盆CT检查。背痛是腹膜后血肿的危险信号。由于许多卒中患者可能无法准确地表达他们的症状，这就需要术者更加仔细地进

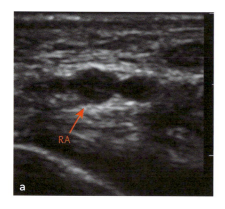
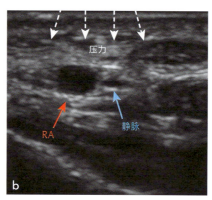
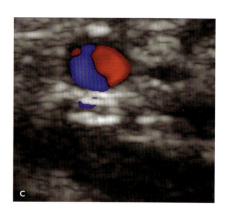
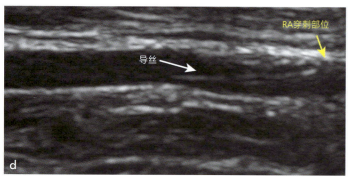

图2.4 桡动脉（RA）超声评估。a.超声横断位图像，显示桡动脉的典型征象（箭头）及其邻近的静脉。右侧比例尺设置为10 mm，测得桡动脉直径可满足建立入路。b.超声横断位图像。超声探头可通过局部加压（白色虚线箭头）来区分动脉（红色箭头，管腔未压闭）与静脉（蓝色箭头，管腔压闭）。c.超声多普勒模式，可通过识别血流来确认桡动脉（红色，动脉；蓝色，静脉）。d.超声纵轴位图像，确认导丝（白色箭头）在桡动脉血管腔内，黄色箭头指示桡动脉（RA）穿刺部位

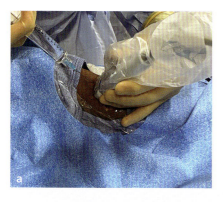
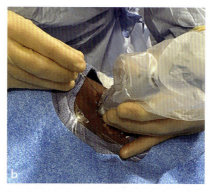
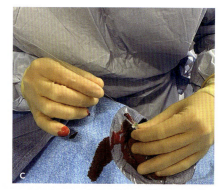

图2.5 桡动脉（RA）置管。a.使用床旁超声（U/S）对桡动脉进行可视化操作。探头垂直于桡动脉走行方向。对非全身麻醉的患者采用利多卡因局部注射麻醉。b.穿刺桡动脉，直到看到搏动的动脉血反流。c.将导丝缓慢推进，如果遇到任何阻力，需要透视来确认导丝没有进入分支或偏离预期的桡动脉路径

行股动脉入路的造影评估。

- 桡动脉入路的并发症通常在血管造影中即可发现，大多数情况下并不严重（图2.11）。密切关注远端动脉脉搏、肢体温度和疼痛是识别筋膜室综合征或其他严重肢体缺血并发症的关键。

- 桡动脉解剖变异是导致入路失败的常见原因，如RA环或桡动脉返动脉（图2.12）。发现这些正常变异以及掌握特殊技术，可以帮助术者在此类情况下快速建立入路。

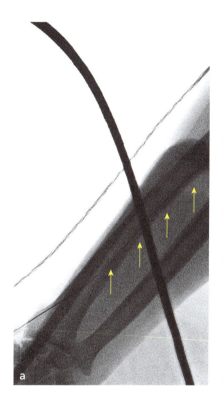
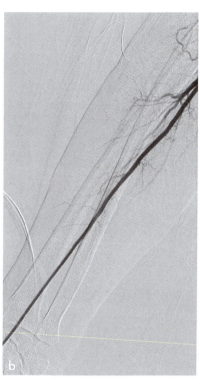

图2.6 桡动脉（RA）置鞘。a.透视下确认导丝沿右侧桡动脉的路径走行（箭头）时，可以安全地置入桡动脉鞘。b.数字减影血管造影（DSA），桡动脉造影显示置鞘成功

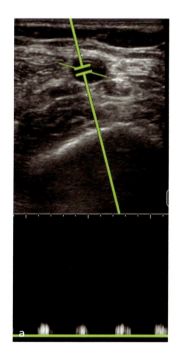
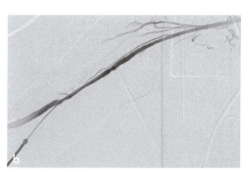
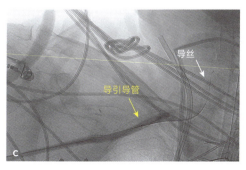

图2.7 肱动脉入路。a.超声（U/S）横断位图像，定位肱动脉（上图），确认动脉搏动血流（下图）。b.肱动脉DSA，显示局部血管痉挛。通过5F扩张器（Cook Medical）进行造影，注射10 mg维拉帕米，应用6F鞘交换扩张器（图中未显示）。c.血管造影不减影视图，显示0.071 in导引导管［黄色箭头，Benchmark（Penumbra）］和0.035 in导丝［白色箭头，Glidewire（Terumo）］的位置和走行

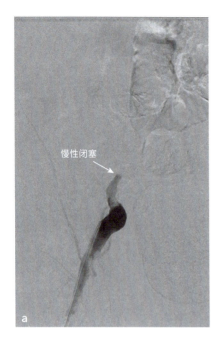
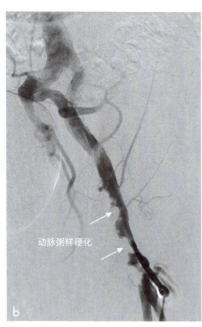

图2.8 股动脉（FA）动脉粥样硬化。a.右侧股总动脉DSA，显示动脉慢性闭塞（箭头）。通常情况下，导丝无法进一步推送则表明有闭塞（或夹层）的可能；此时，使用扩张器进行造影是有帮助的。b.左侧股总动脉造影，显示长节段严重动脉粥样硬化（箭头），这种情况下使用血管闭合装置是不安全的

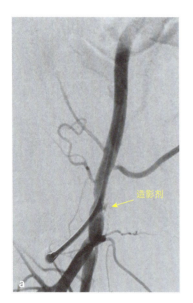
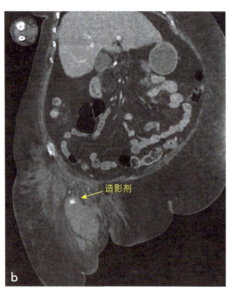

图2.9 股动脉（FA）入路后腹股沟血肿。a.右侧股总动脉DSA，显示在股总动脉分叉上方和腹壁下动脉起源下方置入7F鞘。考虑到局部存在动脉狭窄，未使用闭合装置，在手术结束时予以手动按压。当时造影未发现有少量造影剂外渗（箭头）。b.腹部和骨盆CT显示右侧腹股沟血肿伴小面积造影剂外渗（箭头）。CT是因为术后体格检查发现腹股沟肿块才进行的。这种情况下需加用手动压迫，并使用鱼精蛋白中和肝素

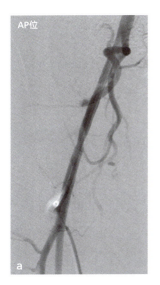
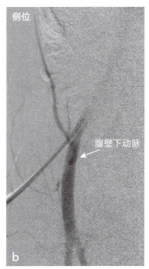
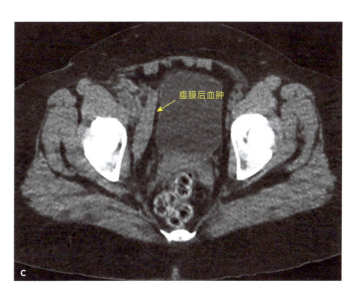

图2.10　股动脉（FA）入路后腹膜后血肿。a.右侧股总动脉正（AP）位DSA，显示股动脉鞘的最佳穿刺位置。未见造影剂外渗、夹层和其他血管损伤的迹象。b.右侧股总动脉侧位DSA，清楚地显示股鞘穿刺点位于腹壁下动脉起源的上方（箭头）。在这种情况下，有发生腹膜后血肿的风险。c.腹部和骨盆CT，显示腹膜后小血肿（箭头）。CT检查是在患者主诉背部大范围疼痛后进行的。幸运的是，复查CT显示血肿大小稳定，无须进一步干预

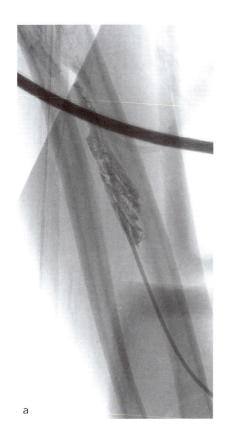
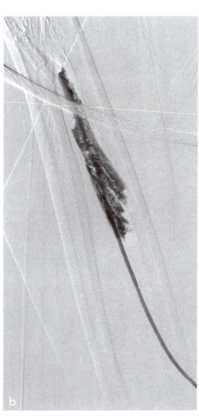

图2.11　桡动脉（RA）穿孔。不减影（a）和减影（b），左侧RA造影AP位视图，显示RA穿孔且活动性造影剂外渗至周围肌肉，可能是因为0.018 in的导丝进入了RA的分支。因此，在置鞘前，采用血管造影评估导丝的走行是很有必要的

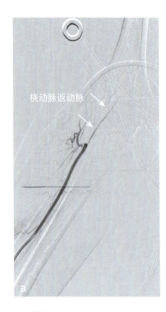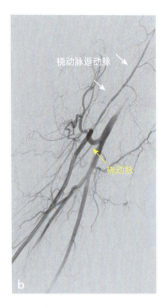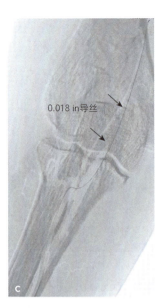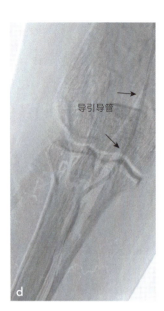

图2.12　桡动脉返动脉及其在桡动脉（RA）入路中的应对策略。a.右侧桡动脉AP位造影，显示RA近端部分（箭头）。实际上，这是桡动脉返动脉，它是RA在前臂中最大的外侧分支，自桡动脉起始部发出。如果认识不足，导丝和导管进入该分支，则可造成其损伤。b.导引导管回撤至近端，造影显示桡动脉的真实走行（黄色箭头）。白色箭头指示桡动脉返动脉。c.路图下将0.018 in导丝［箭头，Aristotle（Scientia Vascular）］超选进入肱动脉。d.路图下置入0.071 in导引导管［箭头，Benchmark（Penumbra）］建立入路。将该导引导管植入桡动脉返动脉可能会导致其穿孔，并最终导致超选失败

2.6　病例（视频和图像）

病例2.1　桡动脉环

　　一例疑似基底动脉闭塞的患者拟行急诊取栓术，计划采用桡动脉入路。本例影像及图像显示了桡动脉造影中桡动脉（RA）环的识别和应对（视频2.1；图2.13～图2.15）。

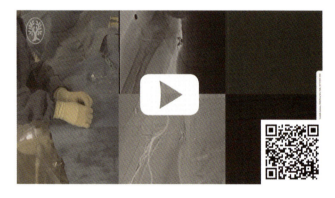

视频2.1　桡动脉环

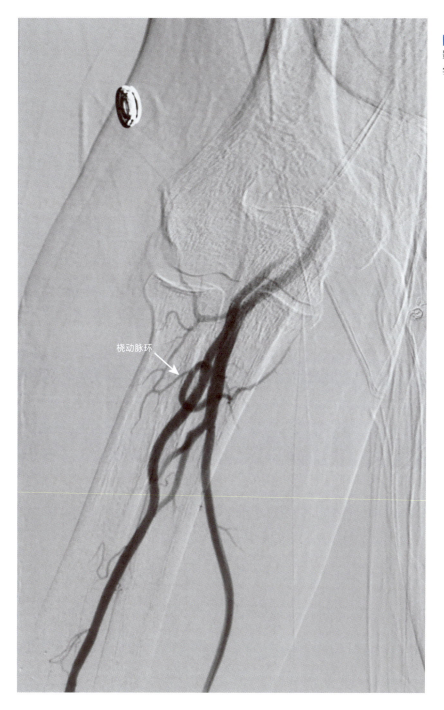

桡动脉环

图2.13　术前右侧桡动脉（RA）AP位造影，显示近端RA存在桡动脉环（箭头）。尝试应用0.035 in亲水涂层导丝［Glidewire（Terumo）］穿过桡动脉环失败（无图像）

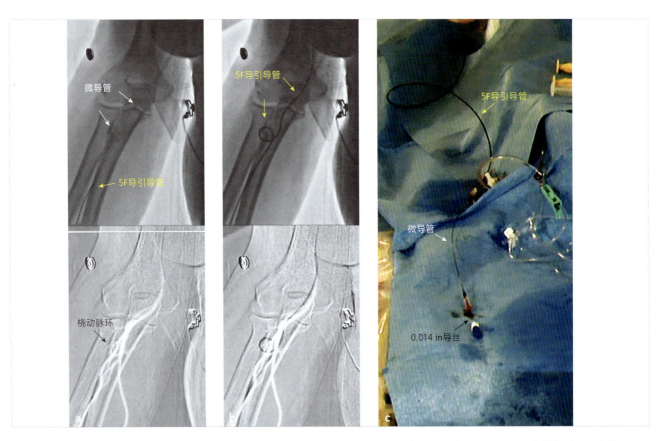

图2.14　微导管超选桡动脉环。a.透视图（上图）和路图（下图），桡动脉（RA）造影，选择0.025 in微导管的超选［白色箭头，Velocity（Penumbra）］桡动脉环（黑色箭头）。选择0.014 in的导丝［Synchro（Stryker）］穿过桡动脉环并辅助微导管超选（无图像）。随后将5F导引导管跟至动脉环的远端（黄色箭头）。b.透视（上图）和路图（下图）下桡动脉造影，显示5F导引导管（黄色箭头）在微导管微导丝引导下超选通过桡动脉环。c.显示用于超选RA环的器械。白色箭头，0.025 in的Velocity微导管（Penumbra）；黑色箭头，0.014 in的Synchro微导丝（Stryker）及扭控器；黄色箭头，5F导引导管

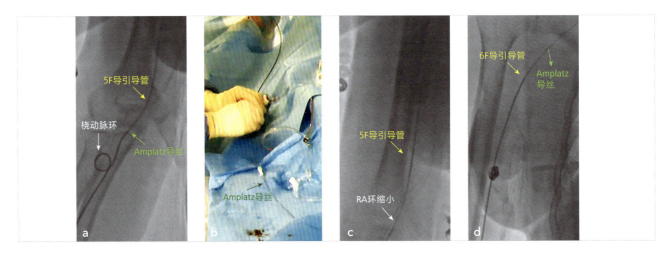

图2.15　使用更硬的导丝缩小桡动脉环。a.透视显示将更硬的0.035 in Amplatz不锈钢导丝（绿色箭头，Boston Scientific）通过5F导引导管（黄色箭头）输送。由于Amplatz导丝的尾端非常柔软，此时桡动脉（RA）环仍然存在（白色箭头）。b.显示术者正在推送Amplatz导丝（箭头）。c.透视图像显示，随着Amplatz导丝进一步推送（黄色箭头），RA环逐渐缩小，直至解襻（白色箭头）。d.透视下更换内腔更大的6F 0.071 in导引导管［黄色箭头，Benchmark（Penumbra）］。绿色箭头指示Amplatz导丝。导引导管此时很容易地超选进入椎动脉（VA，无图像）

第3章　困难入路

概述

　　建立动脉入路以到达闭塞部位是取栓手术的关键步骤。对于解剖学上有挑战性的主动脉弓和迂曲的颈部血管的患者，术前仔细评估其解剖结构并选择恰当的器具至关重要。很多手术未能成功或者有延迟再灌注的情况都可能与入路选择不佳或者器具不适合解剖特征直接相关。在此，我们列举了一些常用技术示例，以期帮助术者识别和避免此类错误。

　　关键词：主动脉弓，颈动脉夹层，颈动脉严重迂曲，同轴

3.1　解剖与影像学特征

- CT血管造影（CTA）或磁共振血管造影（MRA）可极大地帮助我们术前了解主动脉弓和大血管的解剖结构。

- 应重点关注主动脉弓的分型（图3.1），注意是否存在解剖变异（图3.2）、起始部病变、串联闭塞或颈动脉严重迂曲等情况，这些有助于术者选择最合适的动脉入路（股动脉或桡动脉入路）、导引导管、支架导管和导丝。

3.2　技术要点及关键步骤

- 对于Ⅱ型和Ⅲ型主动脉弓，我们倾向使用多功能导管，例如5F VTK（Cook Medical），同时选用加硬的0.038 in或0.035 in导丝，"拉直"主动脉弓，将其结构从Ⅲ型改变为Ⅱ型，以便于导引导管的输送（图3.3）。

- 可以使用另一根微导丝加强导引导管的支撑（伴行导丝，Buddy wire），通常会选择0.018 in的不锈钢导丝，如V18导丝（Boston Scientific）。特别是当动脉起始部或近端病变需要治疗时，会经常使用这种双导丝技术（图3.4）。

- 选择导引导管和取栓装置时，需要考虑的因素包括串联病变的位置以及导引导管、抽吸导管和微导管三者的有效长度（图3.5），以确保装置可以成功到达病变处。

3.3　要点与难点

- 取栓过程中常可见局部血管痉挛，主要是由操作导引导管引起的。尽管有些操作可能会造成血流阻断，起到类似于球囊导引导管（BGC）的效果，但仍然建议尽早处理这一不良事件。术者可通过将导管回撤至动脉近端进行纠正，并根据痉挛程度局部使用钙离子拮抗剂。血管痉挛情况如不及时处理，会影响导引导管或中间导管的进一步推进（图3.6）。由于在取栓过程中通常不给予全身肝素化，因此当发生严重血管痉挛时，长时间的血流中断可能导致血栓形成（图3.7）。

- 当患者合并潜在的肌纤维发育不良时，介入医生应注意发生医源性夹层的可能。这一问题在推进导引导管、中间导管或取出支架取栓装置（SR）时应特别注意（图3.8）。

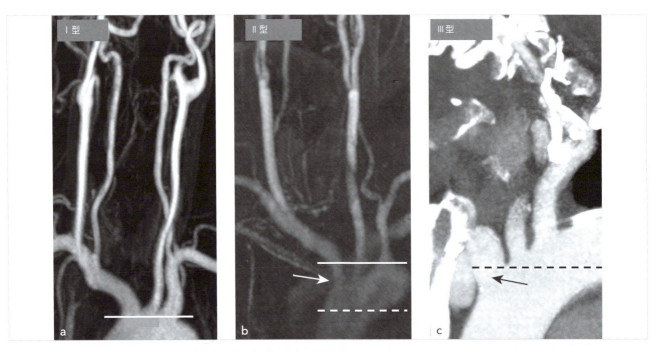

图3.1 主动脉弓分型。一般以头臂动脉起点和主动脉弓顶部水平的位置对主动脉弓进行分型。a.Ⅰ型：冠状位磁共振血管造影（MRA）显示3根大血管都自弓顶发出（实线）。在这种情况下建立入路比较简单。b.Ⅱ型：冠状位MRA显示头臂动脉（箭头）的起始部位于弓的外缘切线（实线）和内缘切线（虚线）之间。c.Ⅲ型：冠状位CTA显示头臂动脉（箭头）的起点位于或低于弓的内缘切线（虚线）水平，这是最具挑战的类型

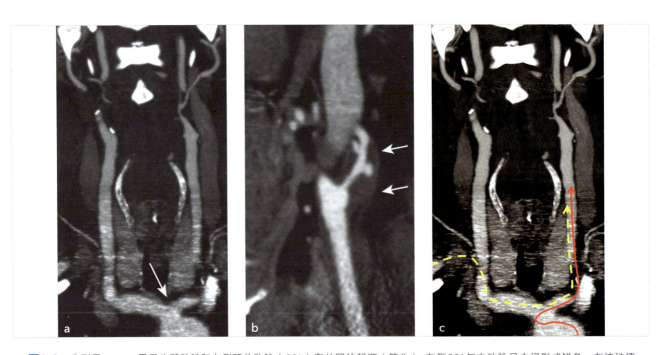

图3.2 牛形弓。a.CTA显示头臂动脉和左侧颈总动脉（CCA）有共同的起源（箭头），左侧CCA与主动脉弓之间形成锐角。在这种情况下，经股动脉建立通路可能相当困难。根据左侧CCA的开口角度，通常右侧桡动脉入路更为首选。b.侧位CTA显示，左侧颈内动脉（ICA）起始部溃疡性斑块（箭头）。该斑块可能是导致患者左侧大脑中动脉（MCA）串联闭塞的原因。c.规划入路。在这种情况下，右侧桡动脉入路更符合人体工程学（黄色虚线），可最大限度地降低导丝或导管"弹跳"和干扰斑块的风险。如选择股动脉入路建立通路，则需要克服左侧CCA的起始锐角（红色实线）

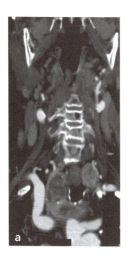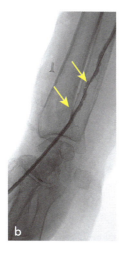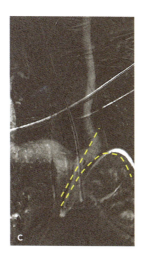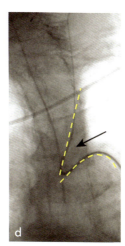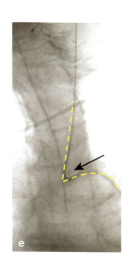

图3.3　通过加硬导丝改变左侧颈总动脉（CCA）的角度。a.冠状位CTA显示患者为牛形弓。术前计划进行左侧大脑中动脉（MCA）取栓术，首先选择桡动脉入路。由于桡动脉血管痉挛且药物治疗无效，桡动脉入路未成功。b.右侧桡动脉造影显示严重的血管痉挛（黄色箭头），阻碍了桡动脉鞘的进一步推进，遂更换股动脉入路。c.正位路图，显示牛形弓。由于左侧颈总动脉（CCA）与主动脉弓成锐角（黄色虚线），经股动脉常规超选左侧颈内动脉（ICA）困难，需要考虑尝试其他方式。我们选择了使用较硬的0.038 in导丝（Terumo）。d、e.正位透视像显示，在导引导管向远端推进过程中，主动脉弓与左侧CCA形成的角度逐渐变大（黄色虚线）。图像中的黑色箭头指示5F多功能VTK导管（Cook Medical）的头端，该导管的作用是辅助导引导管超选进入左侧CCA

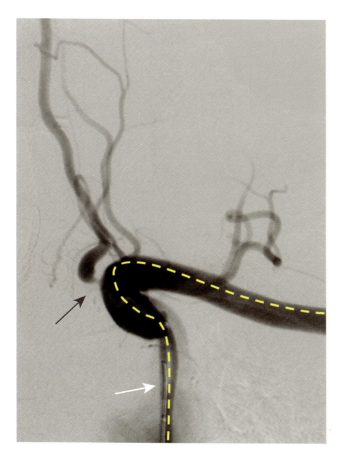

图3.4　伴行导丝的运用。左锁骨下动脉造影显示椎动脉起始部重度狭窄（黑色箭头）。这种情况下首选左侧桡动脉入路，但对于该患者无法实施，遂将导引导管［0.087 in 6F（Cook Medical）］置于左侧锁骨下动脉起始处，处理椎动脉（VA）狭窄之前先将另一根V18导丝（Boston Scientific）送入左侧锁骨下动脉（黄色虚线），再输送球扩支架（白色箭头）

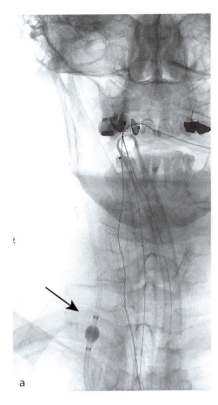
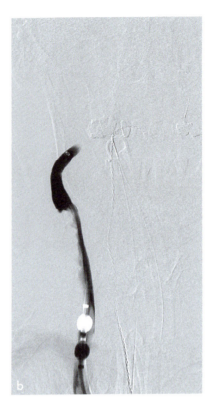
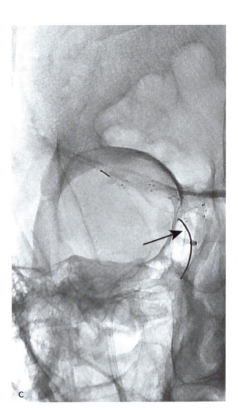

图3.5 取栓时导管长度的计算。a.正位透视像显示，球囊导引导管（BGC）（Walrus, Q'Apel Medical）（箭头）位于右侧颈总动脉（CCA）起始处。b.右侧正位CCA造影显示，右侧CCA内有大量血栓。因此，导引导管没有进一步推进，转而使用长抽吸导管和支架取栓装置（SR）进行取栓。c.正位透视像显示，在Sofia Plus抽吸导管（MicroVention）的辅助下将SR（EmboTrap, Cerenovus）放置在右侧大脑中动脉M1段。本病例术者选择了131 cm长度的Sofia Plus（箭头）和90 cm的Walrus，目的在于确保即使BGC位置非常"低"的情况下，抽吸导管长度也可到达M1段

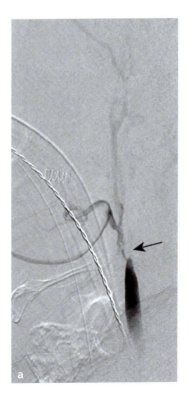
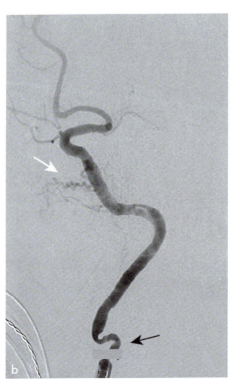

图3.6 导引导管引起的血管痉挛。a.颈总动脉（CCA）侧位造影显示急性颈内动脉（ICA）起始部闭塞（箭头），对该病变采用球囊血管成形术。b.ICA侧位造影显示大脑中动脉（MCA）串联闭塞。注意，导引导管导致ICA严重的血管痉挛（黑色箭头）。由于颈动脉病变为慢性重度狭窄，可与颈外动脉形成侧支循环，可以从造影中看到ICA海绵窦段发出明显的侧支血管（白色箭头）

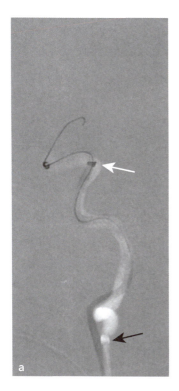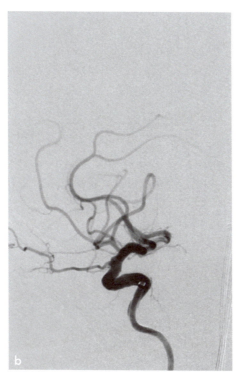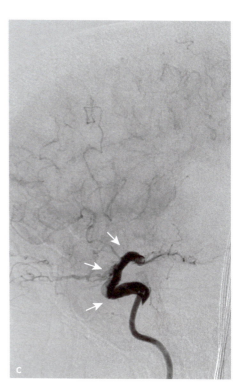

图3.7 血管痉挛导致血流中断。a.颈内动脉（ICA）侧位造影显示：0.088 in的导引导管［Zoom 88（Imperative Care）］头端位置出现了血管痉挛（黑色箭头）。术者没有首先解决血管痉挛，而选择继续将导引导管进一步推进到海绵窦段（白色箭头）。b.右侧ICA侧位造影，确认大脑中动脉（MCA）闭塞。c.右侧ICA造影，可见在毛细血管期ICA颅内段造影剂出现持续滞留（箭头），这是由于导管周围血管痉挛引起的近端血流停滞所致。这种情况下，应立即撤回导引导管，给予钙离子拮抗剂，并重新建立动脉通路

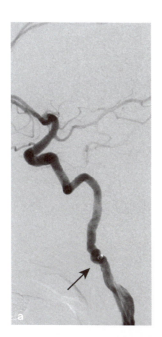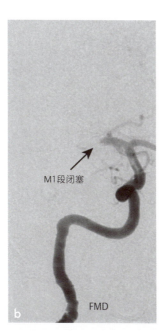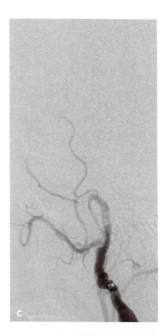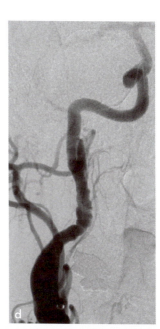

图3.8 肌纤维发育不良（FMD）使动脉入路复杂化。a.右侧颈内动脉（ICA）侧位造影显示大脑中动脉（MCA）闭塞。请注意导引导管头端附近ICA颈段存在病变（箭头）。b.正位造影显示ICA颈段局部存在FMD，右侧大脑中动M1段闭塞（箭头）。c.侧位造影显示ICA完全闭塞，这是由于术者试图将导引导管通过存在FMD病变的动脉段，导致血管完全闭塞。d.正位造影显示使用颅内支架［4.5 mm × 30 mm NeuroformAtlas（Styker）］对夹层进行治疗

3.4 病例（视频和图像）

3.4.1 病例3.1 球囊导引导管锚定技术

本例患者的头颈部CT血管造影（CTA）显示左侧大脑中动脉（MCA）闭塞伴颈动脉入路迂曲，采用球囊导引导管（BGC）建立左侧颈内动脉（ICA）入路进行取栓（视频3.1；图3.9～图3.13）。

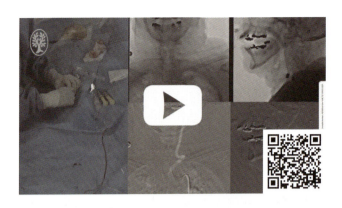

视频3.1　球囊导引导管锚定技术

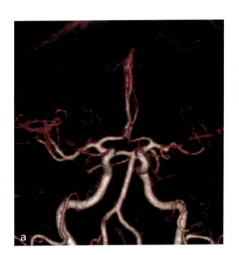

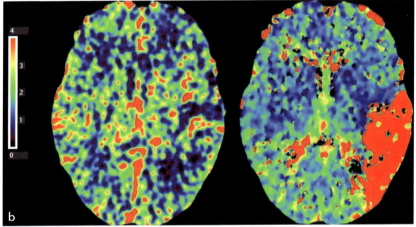

图3.9　术前无创影像学检查。a.冠状位CTA，显示左侧大脑中动脉（MCA）闭塞。b.CT灌注图像，显示左侧MCA与之相符区域的脑血流容积正常（左图），但血流明显延迟（右图）

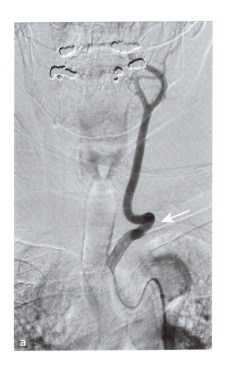

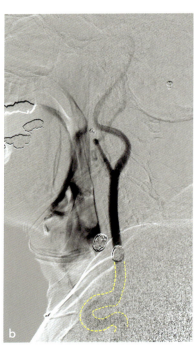

图3.10　左侧颈总动脉（CCA）迂曲。头部血管造影：正位像（a）和侧位像（b）。正位像显示左侧CCA近端迂曲（箭头），侧位像上CCA形成的锐角用黄色虚线表示

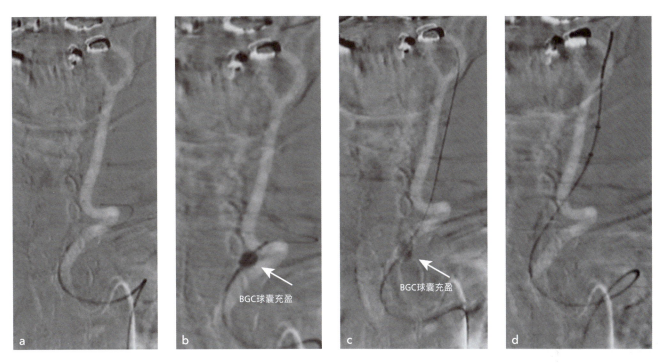

图3.11　使用球囊导引导管（BGC）建立左侧颈总动脉（CCA）入路。a～d.路图正位像，显示通过球囊充盈稳定导引导管（白色箭头），使导丝顺利进入左侧颈内动脉（ICA）

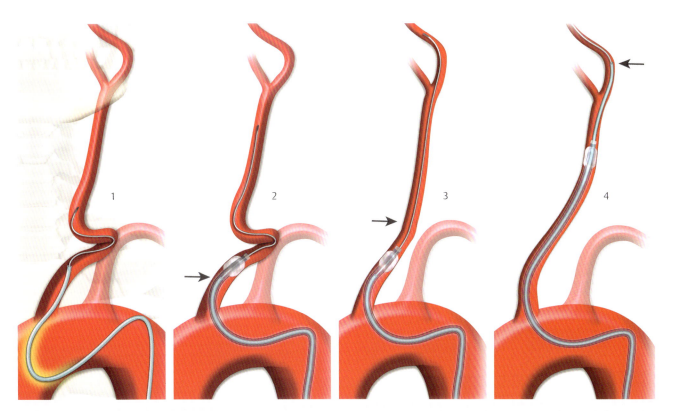

图3.12　球囊锚定技术的示意图，描述了球囊导引导管（BGC）使用的关键步骤。第1步：使用Simmons或VTK导管等"传统"方法无法为导丝进入迂曲的动脉提供充分支撑。第2步：充盈球囊，锚定动脉（箭头），使导管固定。第3步：球囊保持充盈状态可使导丝稳定向远端推进，从而矫正不良的动脉迂曲（箭头）。第4步：随后将导引导管和抽吸导管同轴推送至远端（箭头）（© Thieme/Jennifer Pryll）

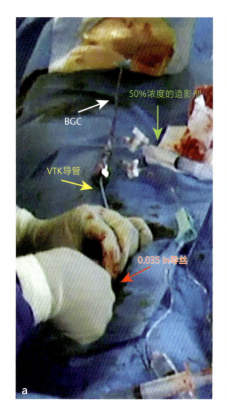

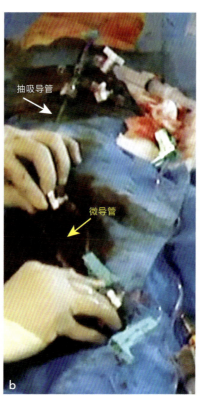

图3.13 取栓时球囊导引导管的标准操作流程。a.照片显示了球囊导引导管（BGC）（白色箭头）应使用50%浓度的造影剂（绿色箭头）充盈。术者使用多功能VTK导管（黄色箭头）辅助推进0.035 in导丝（红色箭头）。b.照片展示了取栓时的操作。术者使用抽吸导管［白色箭头，6F Sofia（MicroVention）］和0.025 in微导管［黄色箭头，Velocity（Penumbra）］同轴推进

3.4.2　病例3.2 ICA环形成襻（ICA环）和"柔软"的长鞘

　　本例展示了如何使导引导管进入解剖径路迂曲的颈总动脉（CCA）和颈内动脉（ICA）（颈内动脉360°环形成襻）。该患者因右侧大脑中动脉（MCA）近端闭塞导致右侧大脑半球卒中综合征（视频3.2；图3.14～图3.19）。

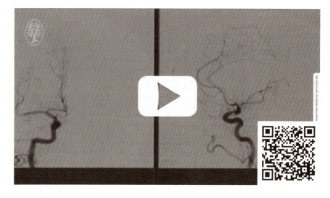

视频3.2 ICA环和"柔软"的长鞘

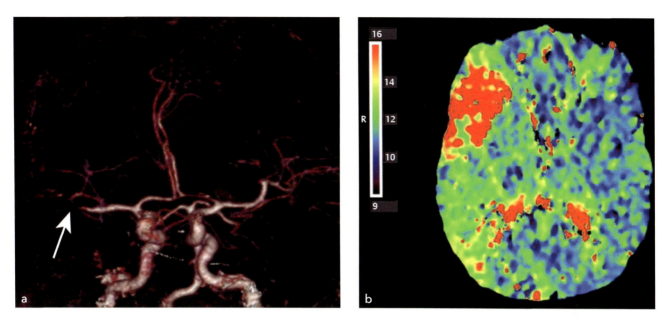

图3.14　基线无创影像。a.CTA，显示大脑中动脉（MCA）M1远端闭塞（箭头）。b.CT灌注成像，显示右侧MCA相应区域出现灌注不足

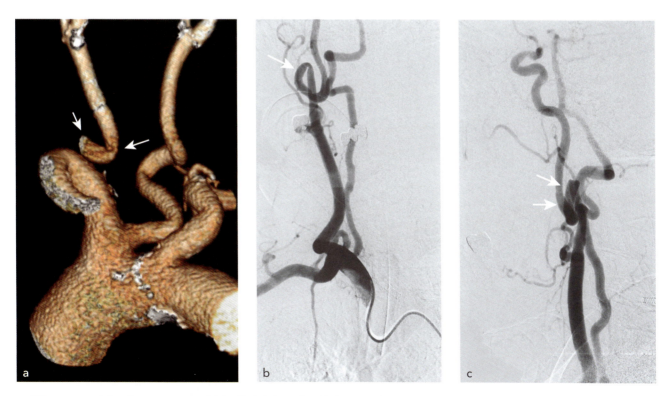

图3.15　颈动脉迂曲。a.CTA，显示右侧颈总动脉（CCA）近端走行迂曲（箭头）。b、c.DSA，正位像（b）和侧位像（c）显示右侧颈内动脉（ICA）颈段严重迂曲，呈360°环形成襻（箭头）

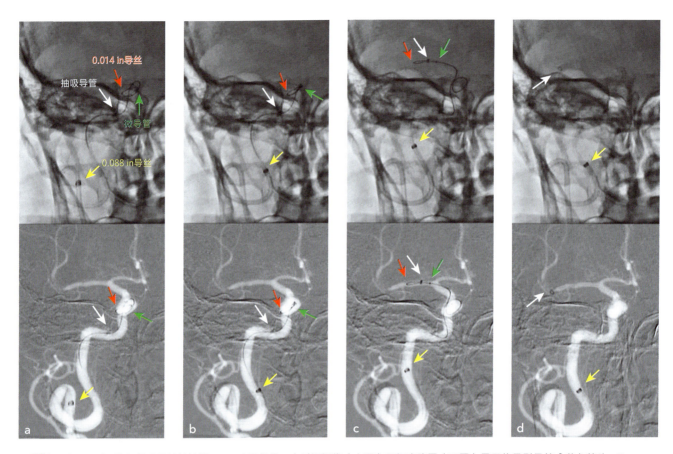

图3.16　导引导管和抽吸导管的输送。a ~ d.正位像，实时透视像（上图）和相应路图（下图）显示将导引导管［黄色箭头，Zoom 88（Imperative Care）］、抽吸导管［白色箭头，6F Sofia Plus（MicroVention）］沿着微导丝、微导管同轴缓慢推送，直至到达M1段闭塞部位。操作中需注意，微导丝（红色箭头）和微导管（绿色箭头）不能穿过血栓；导引导管应先置于动脉环的近端，当抽吸导管到达动脉远端时，再将导引导管缓慢向前推进，通过颈动脉的环形迂曲段

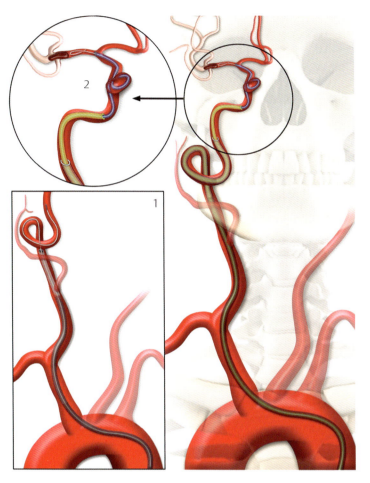

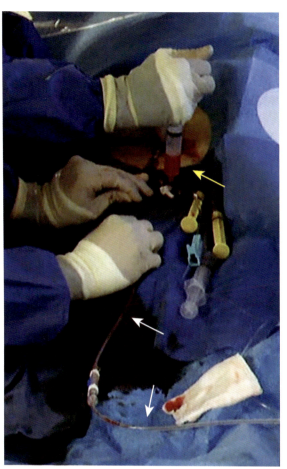

图3.17 建立通路和抽吸导管输送的插图。导引导管开始应置于颈动脉360°环的近端，以避免发生颈动脉夹层（1）。沿着微导丝—微导管—抽吸导管，采用三同轴技术，可使导引导管安全地沿360°环向远端推进，同时并不会强行改变这种血管迂曲的状态。随后将抽吸导管继续向M1段的血栓部位推进（2）

图3.18 血栓抽吸技术。手术照片显示抽吸导管直接与抽吸泵的延长管（白色箭头）相连，延长管内可见极少量血液回流，这表明导管腔已经完全被血栓占据。将抽吸导管缓慢撤出的同时，需要使用注射器在导引导管（黄色箭头）内同时进行抽吸

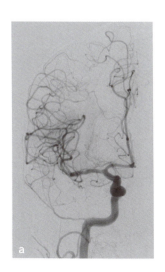

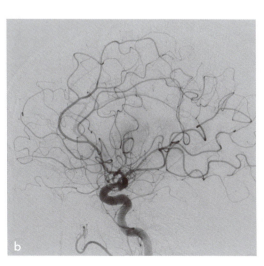

图3.19 抽吸术后血管造影。正位像（a）和侧位像（b）显示血栓抽吸术后，一次成功再通，达到TICI 3级血流

第4章　颈总动脉闭塞

概述

　　颈动脉疾病导致的急性缺血性脑卒中（AIS）大多与颈内动脉（ICA）有关，而由颈总动脉（CCA）完全闭塞或严重狭窄所致的相对少见。影像学结果显示，颈总动脉闭塞可能仅累及CCA或向远端延伸至ICA受累。与AIS中伴发ICA病变的处理原则类似，CCA急诊支架植入术的决定取决于狭窄的严重程度或是否完全闭塞、是否存在颅内动脉串联闭塞以及卒中负荷的大小（缺血核心的大小）。

　　关键词：颈动脉支架，颈总动脉，覆膜支架

4.1　解剖与影像学特征

- 动脉粥样硬化是导致CCA闭塞最常见的原因（图4.1），其他潜在的病因包括夹层（通常累及主动脉弓）、大动脉炎、大栓子［感染性、高凝状态（图4.2），或心源性栓塞］以及放射性血管损伤。
- CTA或MRA检查部位应涵盖主动脉弓，以便准确评估CCA自起始部到颈动脉球的总体情况。如果无创影像学检查不能评估主动脉弓和CCA起始部位，可以在造影术中进行主动脉弓的造影（图4.3）。
- 导引导管稳定在CCA的起始部位附近是比较困难的，尤其是在发生左侧CCA病变时。前文提到的伴行导丝技术（Buddy-Wire）可以提高技术成功率。

4.2　颈动脉支架的选择

- 对于靶血管直径大（CCA直径通常比ICA直径大）和缺乏稳定的导管通路的问题，可以使用覆膜支架来解决。这种情况在涉及CCA起始部位的病变中更常见。使用覆膜支架［如iCast（Atrium）或Viabahn（Cook）］需要选择更大内腔的导管（如7～8F长鞘）和0.035 in导丝支撑［如0.035 in Amplatz硬导丝（Cook）］。在右侧CCA起始部位附近放置覆膜支架时需要非常谨慎，必须确保右侧锁骨下动脉的通畅。
- 由于大多数大规格的颈动脉支架或外周覆膜支架非常硬，因此我们更倾向选择使用能够提供足够支撑的长鞘，如6～7F内径Cook Shuttle（Cook Medical）或Pinnacle Destination（Terumo）鞘。

4.3　要点与难点

- 由于CCA病变的部位和所用支架类型的限制，应用血栓保护装置可能不可行，例如，使用覆膜支架时需要7～8F内径的长鞘作为通路，无法使用球囊导管。
- 覆膜支架极易形成血栓，需要严格遵循双联抗血小板治疗。
- 在存在颅内串联闭塞的情况下，一旦CCA病变得到修复，需另外放置一根更长、更软的"神经"导引导管，以获得远端取栓的最佳通道。

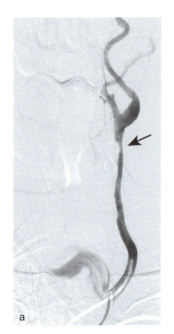
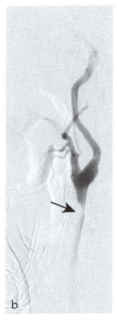
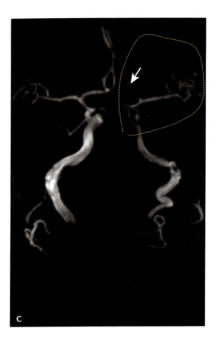
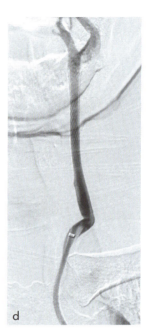

图4.1　支架植入术治疗孤立、限流的动脉粥样硬化性颈总动脉狭窄。a.颈部DSA正位像,显示颈总动脉(CCA)长段动脉粥样硬化斑块,远端严重狭窄(箭头)。b.颈部DSA侧位像,显示CCA远端重度狭窄,近闭塞(箭头)。c.MRA显示CCA狭窄远端的血流受限,左侧颈动脉颅内段(轮廓区域)血管显示不清。同时,值得注意的是,左侧大脑前动脉A1段发育不全(箭头),提示左半球侧支循环缺乏。d.颈部DSA显示支架植入术后CAA管径恢复

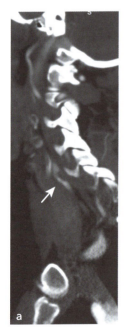
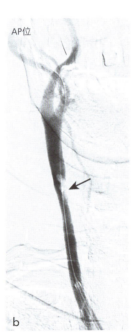
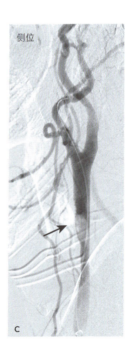
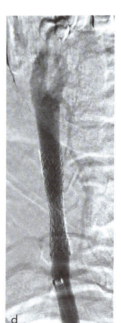
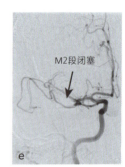
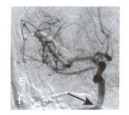

图4.2　右侧CCA和大脑中动脉(MCA)M2段串联病变。a.颈部CTA提示右侧CCA内充盈缺损(箭头),代表此处存在血栓。患者既往有明确的活动性恶性肿瘤病史(高凝状态),考虑由此导致CCA血栓,并向远端栓塞至MCA分支。b.DSA正(AP)位像,显示颈动脉血栓(箭头)。c.DSA侧位像。从这个投照角度观察,血栓(箭头)几乎占据了CCA的整个管腔。d.DSA正位像,支架植入术后。术者考虑到血栓负荷大,如采用取栓治疗可能导致远端颅内动脉栓塞,因此使用支架"固定"血栓。一旦支架释放完成,导引导管可以小心地穿过支架,以建立最佳通路,进行颅内取栓。选择覆膜支架而非传统的激光雕刻或编织设计的颈动脉支架,是为了防止血栓通过支架的网孔逃逸("奶酪格栅"效应)。e.DSA颅内正位像,显示MCA M2段闭塞(箭头)。f.DSA颅内正位像,取栓后造影。经多次抽吸取栓,达到TICI 2b级再通。箭头所指为导引导管端位置

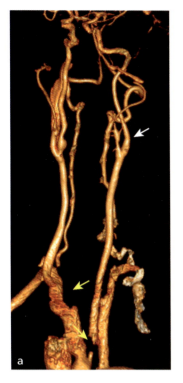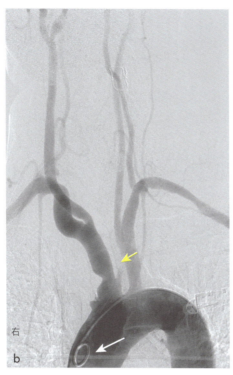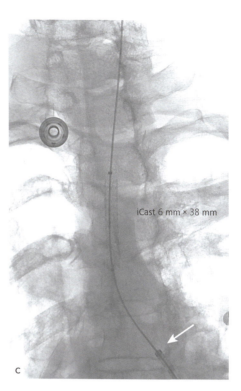

图4.3　左侧颈总动脉（CCA）起始部位接近完全闭塞的患者，症状表现为波动性右侧肢体无力。a.颈部CTA显示左侧ICA并没有可以解释临床症状的明显狭窄（白色箭头），头部CTA也显示没有明显的动脉狭窄（无图像）。然而，CCA的起始部位在颈部CTA上显示不清楚（黄色箭头），需要进行急诊血管造影。b.使用5F猪尾状导管（Merit Medical，白色箭头）进行主动脉弓造影，显示左侧CCA起始部几近闭塞（黄色箭头），这一病变解释了持续的左半球缺血症状。c.正位透视图像，显示急诊植入iCast覆膜支架（Atrium）。箭头所指为主动脉弓部的7F长鞘，用于输送支架系统

4.4　病例（视频和图像）

4.4.1　病例4.1　覆膜支架用于CCA起始部闭塞

　　患者表现为症状波动的右侧偏瘫，检查发现左侧CCA起始部严重狭窄。既往有头臂动脉支架植入术的病史，本次计划行急诊支架植入术（视频4.1；图4.4～图4.7）。

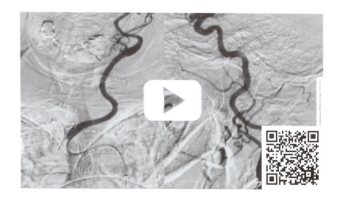

视频4.1　覆膜支架用于颈总动脉起始部闭塞

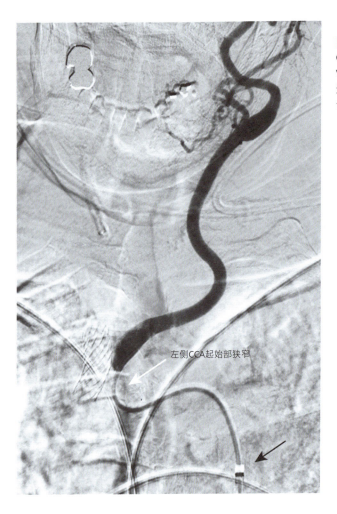

图4.4　基线DSA造影显示左侧颈总动脉（CCA）路径。由于左侧CCA起始部存在狭窄时路径超选非常困难，因此经常需要将多功能VTK导管（Cook，白色箭头）跨越左侧CCA紧邻主动脉弓的狭窄段，这是一种比较激进的操作方法。本例患者中应用的是8F导引导管（黑色箭头）

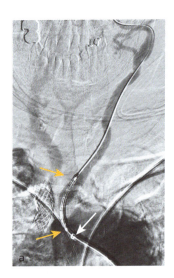
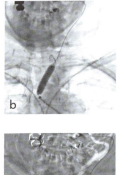
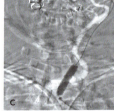
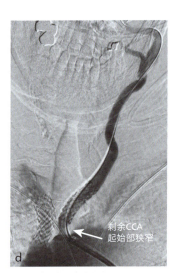
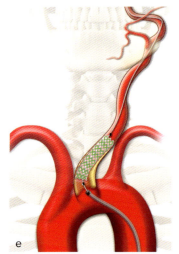

图4.5　穿过病变部位植入支架。a.术中造影影像。一旦通路成功建立，可将颈动脉拉直，导引导管（白色箭头）跟进至病变部位附近，释放Viabahn覆膜支架（黄色箭头）。透视像（b）和路图（c）显示充盈球囊，使支架尽量不突入主动脉弓。d.第一枚支架植入后的DSA造影，显示支架没有凸到主动脉弓，但近端仍有狭窄需要处理（箭头）。e.示意图，显示支架对CCA起始部病变的近端没有充分覆盖

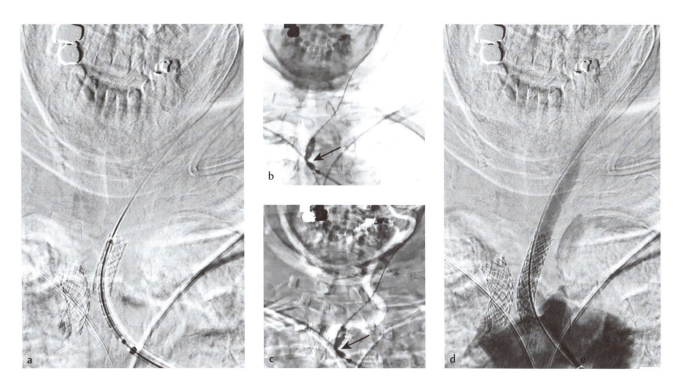

图4.6　植入第二枚支架。a.DSA术中影像。第二枚Viabahn覆膜支架与第一枚支架重叠。透视像（b）和路图（c），显示两枚支架充分重叠后，充盈第二枚支架的球囊。箭头所指为"球囊束腰征"，对应提示为狭窄最严重的部位。请注意，由于使用硬导丝，颈总动脉（CCA）明显被拉直，这一点在路图上得到了很好的展示。d.术后DSA，显示左侧CCA起始部位再通

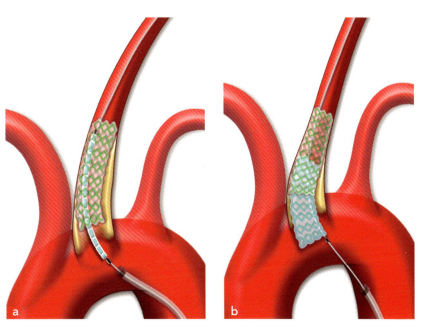

图4.7　放置第二枚覆膜支架以治疗残余颈总动脉（CCA）起始部狭窄的示意图。a.输送第二枚支架到位，使两枚支架重叠。b.释放第二枚支架展开。CCA起始部位狭窄被完全覆盖

4.4.2　病例4.2　CCA长病变闭塞：双支架重建

　　患者因AIS入院，有严重的神经功能缺失：左侧偏瘫，右侧凝视障碍和忽视。急诊影像提示右侧颈动脉可能完全闭塞（视频4.2；图4.8～图4.13）。

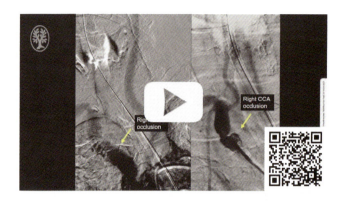

视频4.2　颈总动脉长病变闭塞：双支架重建

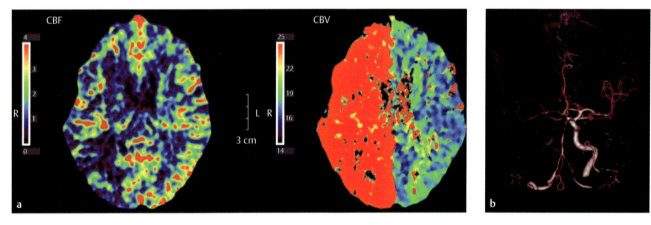

图4.8　患者急诊获得的基线影像。a.整个右侧大脑半球的脑血流量（CBF）（左图）和脑血容量（CBV）（右图）均下降。b.CTA三维重建显示右侧颈内动脉（ICA）及其分支显影不清

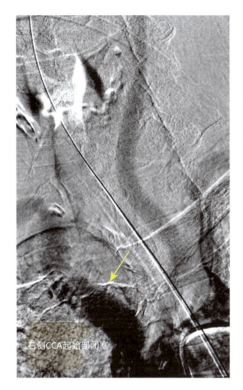

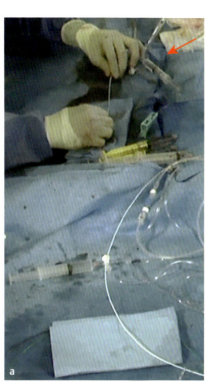

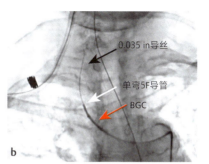

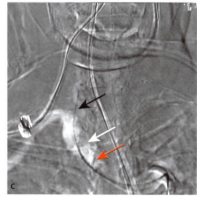

图4.9　术前DSA主动脉弓造影，显示右侧颈总动脉（CCA）起始部位残端（箭头），证实右侧CCA完全闭塞

图4.10　建立通路。a.球囊导引导管（BGC）（Walrus，Q'Apel Medical）通过单弯导管和0.035 in导丝系统同轴输送。箭头指示三通接在导引导管上，用于连接准备球囊的1 mL和10 mL注射器。透视像（b）和路图（c），显示BGC（红色箭头）、单弯导管（白色箭头）和0.035 in导丝（黑色箭头）组成同轴系统

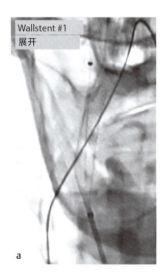

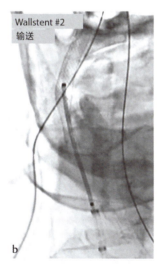

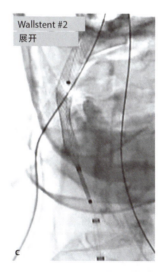

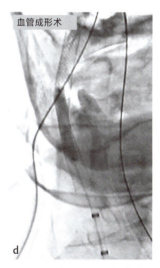

图4.11　透视下进行颈动脉支架的输送和释放。a.第一个颈动脉支架的输送和部分展开（Wallstent，Boston Scientific）。b.Wallstent支架完全展开。第二枚Wallstent支架用于覆盖颈总动脉（CCA）的更近端区域。c.第二枚Wallstent支架在更近端展开。d.在狭窄的最明显处使用Aviator球囊进行血管成形术，以确保两枚支架充分相互重叠贴壁

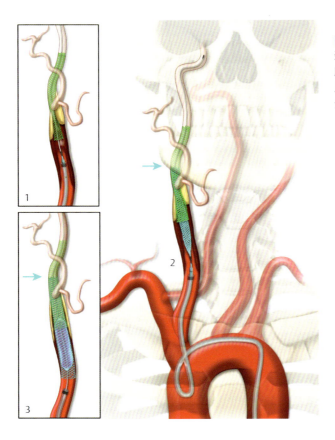

图4.12　两枚颈动脉支架的输送和释放示意图。步骤1：第一枚颈动脉支架（绿色）被输送至狭窄远端展开。步骤2：第二枚颈动脉支架（蓝绿色）覆盖在狭窄部位的近端，局部可见新鲜血栓。最后，在步骤3中进行血管成形术，以确保两枚支架在其重叠区域充分贴壁

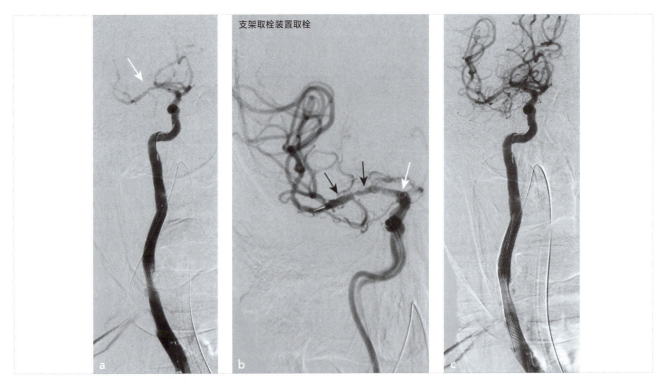

图4.13　颅内串联闭塞取栓术。a.正位造影，显示植入两枚颈动脉支架后，右侧颈总动脉（CCA）恢复再通。大脑中动脉（MCA）近端闭塞（箭头）。b.经中间导管（白色箭头）造影，显示支架取栓装置（EmboTrap，Cerenovus）位于右侧MCA M1 ～ M2段闭塞处（黑色箭头）。通过支架取栓装置产生的径向力，实现临时的"血管内搭桥"，前向血流部分恢复。c.取栓后右侧颈内动脉（ICA）造影，显示右侧MCA恢复再通

4.4.3　病例4.3　经肱动脉入路植入覆膜支架治疗头臂动脉闭塞

患者的症状表现为急性后循环卒中，无创影像学检查提示头臂动脉闭塞。本例采用肱动脉入路治疗（视频4.3；图4.14～图4.18）。

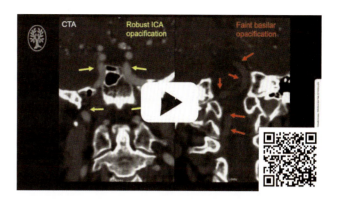

视频4.3　经肱动脉入路植入覆膜支架治疗头臂动脉闭塞

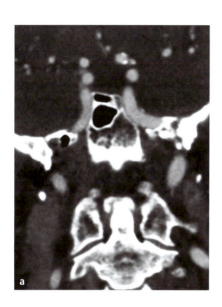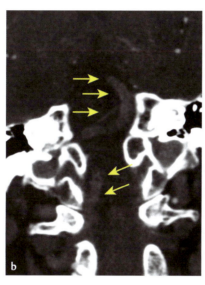

图4.14　急诊头颈部CTA。a.可见双侧颈内动脉明显造影剂充盈（ICA）。b.右侧椎动脉和基底动脉（箭头）造影剂充盈非常淡

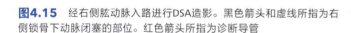

图4.15　经右侧肱动脉入路进行DSA造影。黑色箭头和虚线所指为右侧锁骨下动脉闭塞的部位。红色箭头所指为诊断导管

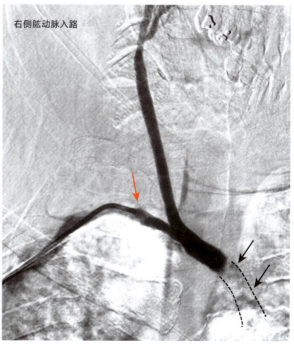

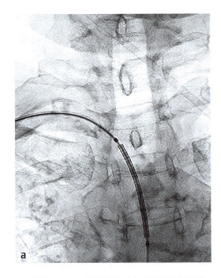
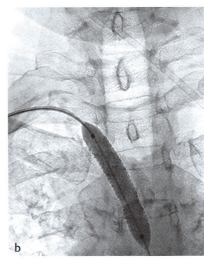
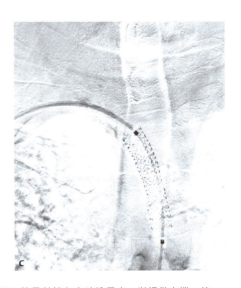

图4.16　球囊覆膜支架的输送和释放。a.术中透视像，显示支架释放前的定位。将0.035 in的导丝植入主动脉弓内，以提供支撑；使用解剖标志来确定支架的最佳位置，以确保右侧颈总动脉（CCA）和锁骨下动脉的起始部位不受影响。b.术中透视像，显示球囊扩张释放支架过程。c.术中透视像，显示支架完全展开

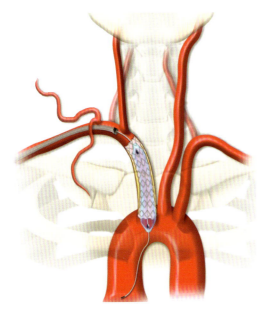

图4.17　头臂动脉支架植入的示意图。支架定位至关重要，特别需要注意右侧锁骨下动脉和颈总动脉（CCA）的起始部位的关系，覆膜支架定位不良可能会覆盖这两根主要动脉分支的起始部位

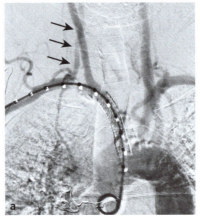
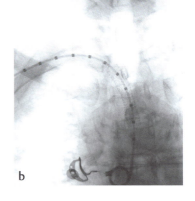

图4.18　支架植入后的DSA。a.经猪尾导管进行主动脉弓造影，显示右侧头臂动脉开放，右侧椎动脉清晰可见（箭头）。b.透视像，显示右侧头臂动脉内支架通畅

第5章　颈内动脉闭塞

概述

　　单纯急性颈内动脉（ICA）闭塞临床表现非常多变，可以症状轻微，可以反复波动，也可以出现严重的神经功能缺损。这些症状差异可能源于多种因素，如颈内动脉闭塞程度（完全闭塞和重度限流狭窄）、侧支代偿的情况（Willis环和软脑膜侧支）以及患者的血流动力学和心脏状态。急性颈内动脉闭塞可采用单独球囊血管成形术或颈动脉支架植入术治疗。急诊手术治疗中存在大脑前动脉（ACA）和大脑中动脉（MCA）区域的远端栓塞风险，因此术中使用远端保护伞或近端球囊导管进行充分的栓塞保护策略至关重要。

　　关键词：血管成形术，颈内动脉，支架植入

5.1　解剖与影像学特征

- 与DSA相比，MRA或CTA可能无法可靠区分颈部血管是真性闭塞还是假性闭塞或更远端的闭塞（图5.1）。

- Mo.Ma近端脑保护装置（Medtronic）通过闭塞颈外动脉（ECA）和颈总动脉（CCA）来完全阻断血流，而球囊导引导管（BGC）仅阻断颈总动脉（CCA）。但是，BGC尺寸更利于通过，从解剖学角度来说更为适用。

- 血管内治疗装置的选择取决于病变的解剖位置和性质（长度）、钙化程度（图5.2）、是否溃疡斑块、管腔内是否有血栓（图5.3）、颈内动脉的迂曲程度等，同时还需要考虑急诊应用抗血小板药物的相关风险（如植入颈动脉支架，则需要使用Ⅱb/Ⅲa受体拮抗剂或单/双抗血小板治疗）（图5.1，图5.4）。

5.2　颈动脉支架的选择

- 多种支架可用于治疗颈内动脉狭窄或闭塞，其中许多采用快速交换设计。激光雕刻闭环支架［如Xact（Abbott）］具有高径向支撑力，是处理严重钙化斑块病变的理想选择（图5.5）。这类支架的缺点是对血管壁的顺应性差，当遇到解剖迂曲的病例时应谨慎选择。

- 编织支架［如Wallstent（Boston Scientific）］在支架尺寸超过血管直径时可增加覆盖长度，这一特点对于处理长阶段狭窄病变可能有益。

- 开环式设计在支架植入术中更容易导致斑块破裂（包括后扩张的时候）。

- 如果选择长度较短仅能覆盖狭窄区域的支架，可能会导致支架即刻或延迟移位，即所谓的"嗑瓜子"效应（图5.6）。这种情况在颈内动脉和颈总动脉直径差异较大情况下更容易出现。规避此类情况的方法是选择长支架（总体而言，在治疗颈动脉狭窄时，支架长度选择长的比短的更好）。

5.3　技术要点及关键步骤

- 选择穿刺鞘管时需要考虑的因素包括颈动脉病变性质和最合适的治疗策略（远端保护伞、近端球囊导管或两者均使用）、主动脉弓和颈动脉的迂曲程度以及是否准备进行其他治疗（如颅内串联病变取栓术等）。

- 桡动脉通路可采用常规导管，例如0.070 in的Envoy（Codman Neuro）或0.071 in的Benchmark（Penumbra）。但是，如果计划使用BGC或

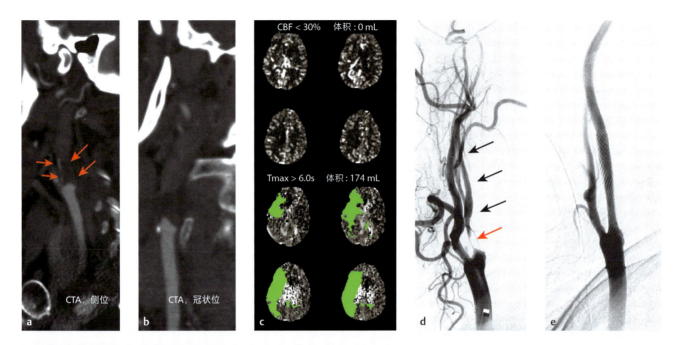

图5.1　支架植入术治疗急性颈内动脉闭塞病例。a.颈部侧位CTA，显示右侧颈内动脉起始部闭塞，闭塞部位低密度病变，疑似"新鲜"斑块（红色箭头）。b.颈部冠状位CTA。c.灌注成像，显示相应血管流域的大范围低灌注，无缺血核心区［脑血流量（CBF）＜30%，用于评估梗死核心大小，为0 mL］，因此，积极抗血小板治疗相对安全。d.考虑球囊成形术可能导致血栓破裂，因此选择直接支架植入术。造影清晰地显示出颈内动脉起始部充盈缺损，为闭塞前病变（红色箭头），远端仍有前向血流（黑色箭头）。血管造影能够更好地反映病变的狭窄程度及范围，与术前CTA显示的完全闭塞相比，此时手术难度明显变小。e.支架植入术后造影，显示颈内动脉起始部血流明显恢复

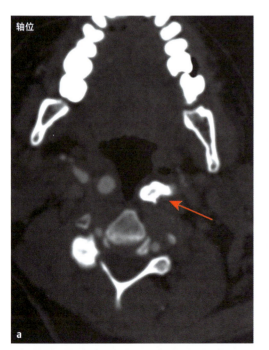
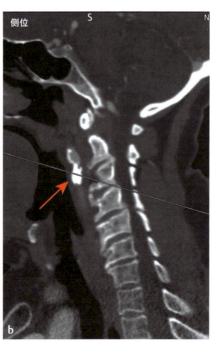
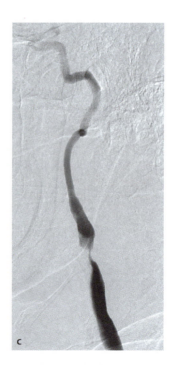

图5.2　重度环形钙化斑块。轴位CT（a）和侧位CT（b），显示颈动脉斑块钙化明显（红色箭头），为环形钙化斑块（同心圆钙化），此类患者需要联合使用球囊成形术和高径向力颈动脉支架植入，以维持颈内动脉开放。c.DSA，显示颈内动脉起始部闭塞前病变

Mo.Ma装置，则应采用股动脉入路，因为此时需要使用8F或9F穿刺鞘。

- 球囊的准备，应使用50%浓度的造影剂、单向或三向的旋塞阀以及注射器。对于使用BGC或Mo.Ma装置进行近端保护的病例，可能需要全身肝素化，目标ACT时间为250～300 s。当然，此时还需要结合基线影像的梗死体积综合分析。

- 如果计划进行球囊血管成形术，还需要准备球囊压力泵。扩张球囊应依据狭窄病变远端正常颈内动脉的测量结果（如果可得）进行选择，同样需要用50%的造影剂进行准备。我们更喜欢使

用Aviator球囊（Cardinal Health）。偶尔当狭窄特别严重时，需要先用小球囊进行预扩。

- 使用20 mL注射器通过导引导管进行抽吸，可清除球囊远端的斑块碎屑。抽吸物通过微粒过滤篮进行过滤。一般在泄球囊前，需要进行1～2次负压抽吸，以确保球囊远端血管内无碎屑残留。在使用远端保护伞时，可以使用具有快速交换功能的特殊抽吸导管进行抽吸，如6F Export AP（Medtronic）或Pronto LP（Vascular Solutions）。

- 血管内超声（IVUS，Volcano公司）可以用来评估支架内的残余血栓。

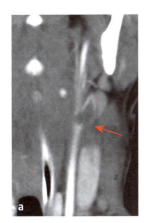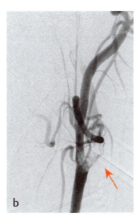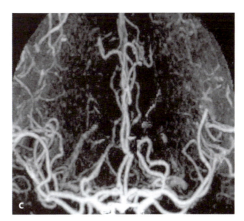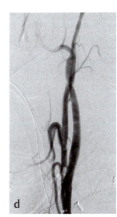

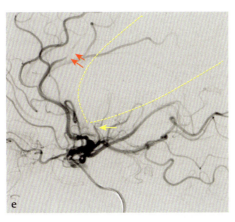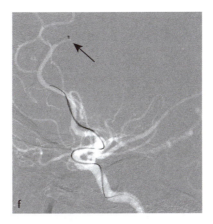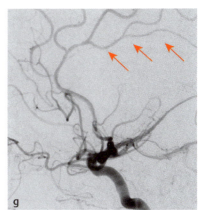

图5.3 颈动脉支架植入术中远端栓塞的病例。a.颈部正位CTA，显示左侧颈内动脉起始处血栓（红色箭头）。b.正位DSA，证实颈内动脉起始部存在新鲜血栓（红色箭头）。这种情况下术中远端栓塞风险高，术中操作尤需仔细。如果没有合适的保护装置就穿越病变、植入支架，可能会导致血栓破裂脱落。c.基线头颅CTA，显示治疗前颅内血管通畅。d.斜位DSA，显示支架植入后左侧颈内起始部通畅。本例选择6F长鞘作为通路导管。e.颅内血管造影，显示大脑前动脉远端栓塞（胼周动脉分支，红色箭头）（注意，这些分支在图c基线CTA中显示通畅），左侧大脑中动脉（MCA）也发生了M2段重要分支闭塞（黄色箭头指示为闭塞处，虚线标示对应的供血区域）。本例患者必须立即进行取栓治疗，采用抽吸技术和动脉阿替普酶溶栓治疗。f、g.侧位DSA，路图显示使用5F Sofia抽吸导管（MicroVention）对大脑前动脉（ACA）分支进行抽吸（图f中的黑色箭头指向导管头端），并获得再通（图g中的红色箭头对应先前闭塞的ACA远端）。本例使用了两根0.014 in的微导丝加强支撑，使抽吸导管通过眼动脉段，进入A1。虽然本例患者最终实现了完全再通，但如果最初选择了合适的导引导管，这种挽救性的治疗是可以避免的（本例患者的血栓同时累及ICA和ECA，因此理想选择是应用球囊导管进行近端保护）

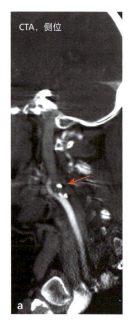
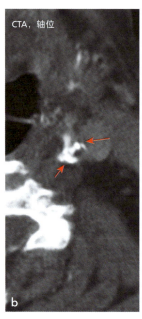
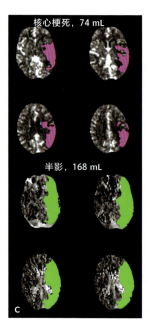

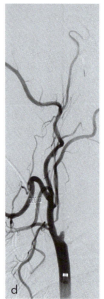
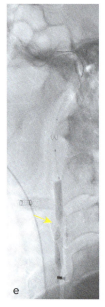
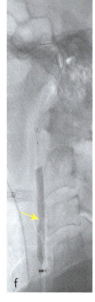
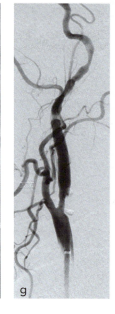

图5.4　急性颈内动脉（ICA）闭塞合并大核心梗死的病例。a.侧位CTA，显示左侧ICA起始部完全闭塞（箭头）。b.轴位CTA，显示"偏心"性钙化（箭头）。c.CT灌注成像，显示大核心梗死［由RAPID自动化软件（iSchemaView）测量为74 mL］。如果行急诊支架植入术，则需要紧急抗血小板治疗，这可能会增加再灌注出血的风险。d.侧位DSA，确认ICA起始部完全闭塞。e、f.实施单纯球囊血管成形术。通过血管成形术实现稳定开通（各图中，黄色箭头所指为球囊的"腰部"，对应着狭窄最严重的位置）。术中使用了5 mm × 40 mm Aviator球囊（Cardinal Health）。g.术后造影，显示颈内动脉起始部约50%残余狭窄。有类似情况的病例，需要特别注意要在术后24 ～ 48 h内复查颈动脉超声或CTA，以确保没有发生再闭塞。如果术后随访的头颅影像未发现出血转化，则可能需要在患者出院前对病变进行颈动脉支架植入术或内膜剥脱术

5.4　要点与难点

- 导丝穿过病变后，必须始终保留，直到手术全部完成。当遇到急性再闭塞、需要二次扩张、支架移位或下游动脉闭塞时，可能需要使用该导丝再次进行治疗。

- 颈动脉血管成形术中可发生心动过缓和低血压。因此，术前应提醒麻醉团队准备好阿托品或格隆溴铵；另外，在出现对抗胆碱能药物无反应的明显血压下降时，可能还需要注射多巴胺。

- 高灌注可导致出血转化，这种情况在基线存在中等或大面积缺血核心区的患者中尤为常见。因此，术后需要立即进行积极降压，将收缩压保持在120 ～ 140 mmHg（1 mmHg=133.322 Pa）

范围内。

- 单纯球囊血管成形术后的患者应在24 ~ 72 h内复查颈动脉超声或CTA。单纯球囊扩张术后再

闭塞并不少见，可能需要早期行支架植入术或动脉内膜剥脱术。

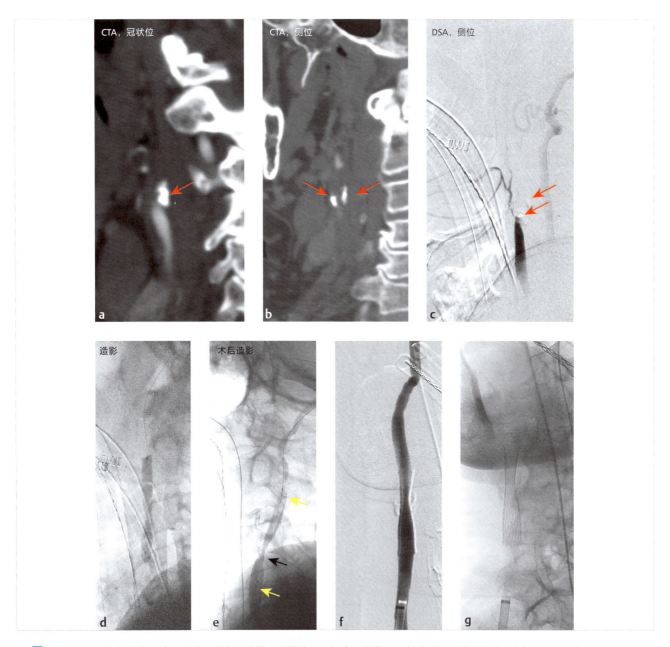

图5.5　右侧颈内动脉（ICA）闭塞伴严重钙化斑块。冠状位CTA（a）和侧位CTA（b）显示颈总动脉（CCA）分叉处闭塞，右侧ICA起始部可见明显钙化（箭头）。c.侧位DSA，显示右侧ICA起始部闭塞，ECA显影差，可见局部明显钙化斑块（箭头）。d.数次使用Aviator球囊行血管成形术，仍未能保持血管通畅。e.球囊成形术后造影显示明显的残余狭窄（黑色箭头所指为最狭窄处，黄色箭头指示球囊标记点），因此需要急诊支架植入术。DSA（f）和不减影图像（g）显示Xact支架（Abbott）成形后，血流恢复

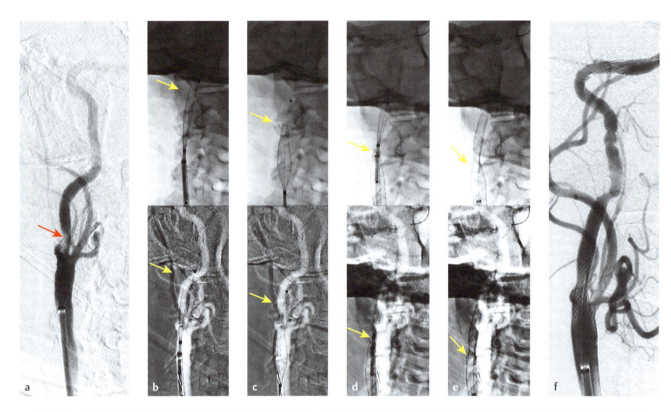

图5.6　术中颈动脉支架移位、需要放置第二枚支架的病例。a.正位DSA，右侧颈总动脉（CCA）造影显示右侧颈内动脉（ICA）起始部局限性重度狭窄（箭头）。b.不减影图（上）和路图（下），显示正在释放的支架（Wallstent，Boston Scientific）。各图中的箭头都指向支架远端。c.不减影图（上）和路图（下），显示支架在释放过程中向下移位，滑落到CCA（"嗑瓜子"现象），未覆盖狭窄病变（各图箭头）。虽然Wallstent支架在部分打开时可以重新回收调整释放位置，但本例中术者在支架几乎完全释放前并未及时发现支架移位。d、e.不减影图（上）和路图（下）。此时需植入第二枚支架。箭头对应第一枚支架远端，显示其逐渐向下移位。e.显示植入第二枚支架。f.术后造影显示右侧ICA通畅

5.5　病例（视频和图像）

5.5.1　病例5.1　球囊导管和远端保护伞用于颈内动脉闭塞

　　患者表现为发作性左上肢无力，急诊评估发现右侧颈内动脉严重狭窄（通常称为闭塞前病变），拟行急诊支架植入术。为降低栓塞并发症的风险，术者选择了近端（球囊导引导管）和远端（保护伞）保护装置双重保护策略（视频5.1；图5.7 ~ 图5.13）。

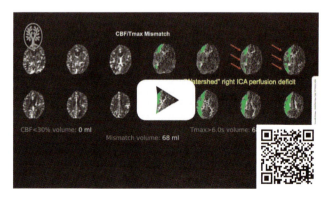

视频5.1　球囊导引导管和远端保护伞联合用于治疗颈内动脉闭塞

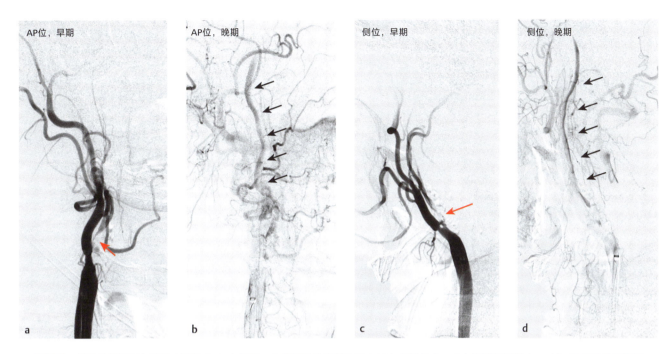

图5.7　基线造影显示右侧颈内动脉（ICA）闭塞。右侧颈动脉造影的正（AP）位图像（a、b）和侧位图像（c、d），显示动脉早期和晚期。箭头指示为明显钙化的易损斑块导致右侧ICA限流性狭窄。请注意，这是限流性狭窄的影像特征，造影可见在动脉晚期颈内动脉颅内段才延迟显影（"晚显"），而颈外动脉（ECA）分支在动脉早期即明显充盈（"早显"）

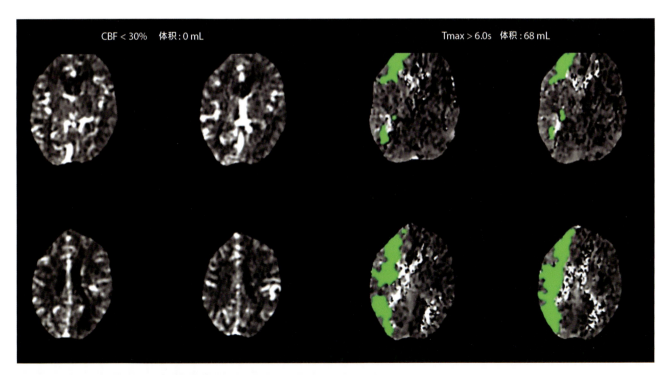

图5.8　CT灌注成像。显示右侧大脑半球分水岭低灌注改变，证实了颈内动脉（ICA）起始部狭窄为责任病灶

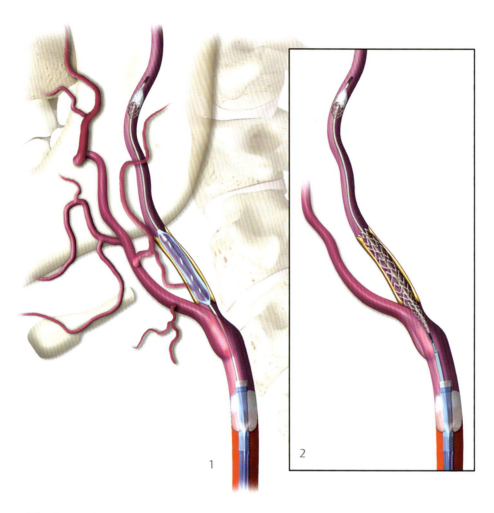

图5.9　保护装置联合使用模式图。图中展示了球囊导引导管（BGC）近端保护和远端保护伞联合使用的双重保护方法（"双保险"）。步骤1：球囊血管成形术。步骤2：支架植入术。如图所示，当病变狭窄程度非常严重时，需先行血管成形术，以利于支架的输送和释放

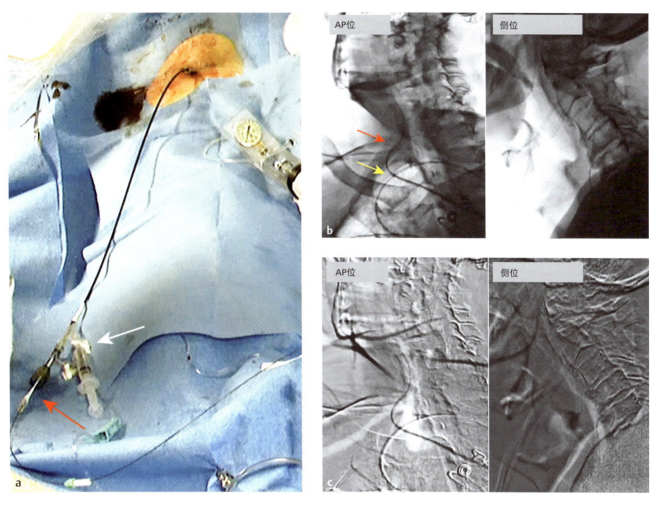

图5.10　使用BGC建立通路。a.9F鞘建立腹股沟通路，BGC通过0.035 in的导丝和多功能VTK导管（Cook Medical，红色箭头）导引至颈总动脉远端。BGC使用单向旋塞阀和含50%造影剂的注射器（白色箭头）进行准备。透视图（正位和侧位）（b）及路图（正位和侧位）（c）显示导丝操控应避免干扰斑块区域，将导丝插入颈外动脉（ECA），随后将BGC（黄色箭头指向BGC头端）沿多功能VTK导管（红色箭头）输送到位。超选导丝的尺寸通常根据主动脉弓的解剖结构选择。与普通导引导管相比，大多数球囊导管都较硬，因此应该使用多功能导管（如VTK）同轴建立通路。有时可以考虑将球囊在颈总动脉近端充盈锚定，以便于在解剖迂曲的情况下顺利超选到位

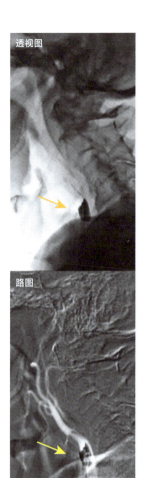
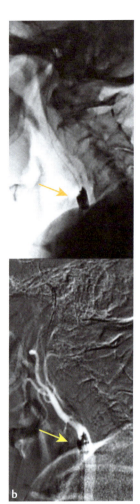
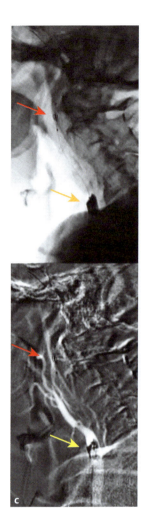

图5.11　远端保护伞放置。a ~ c.血管造影侧位图，连续实时透视图（上图）和路图（下图），显示用0.014 in的导丝小心穿过病变，然后在C1段放置保护伞（红色箭头），随后将颈总动脉内的BGC球囊充盈（黄色箭头），并将该状态保持至支架植入完成。由于BGC需要8F或者9F鞘，因此选择股动脉入路

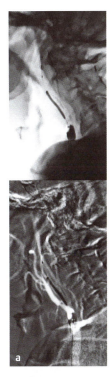
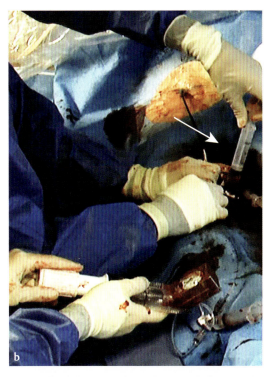
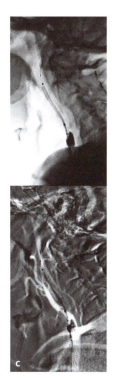
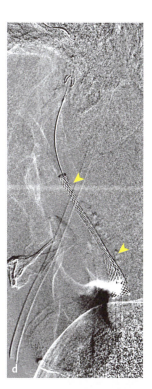

图5.12　球囊成形术和支架植入术。a.实时透视图（上图）和路图（下图）展示关键手术步骤。球囊成形后，需立即通过导引导管进行抽吸，以清除血栓碎片。扩张时，应避免过度充盈球囊，以免造成球囊破裂。此外，不能在球囊完全充盈时调整导引导管位置；否则，可能会导致球囊破裂。通过导引导管缓慢注射造影剂，观察血流停滞或快速排空，据此判断球囊是否充分充盈至最佳程度。b.照片显示，一名术者正在充盈球囊，另一名术者同时用20 mL注射器（白色箭头）通过导引导管进行抽吸。撤出扩张球囊，将支架输送到位。c.支架释放过程中应进行推挤，使其径向力最大化（上图，实时透视图；下图，路图）。d.最终不减影图像显示支架完全打开（黄色箭头）。本案例选用的是Wallstent支架（Boston Scientific），这种编织支架在处理颈内动脉（ICA）和颈总动脉（CCA）的直径差异较大时更具优势

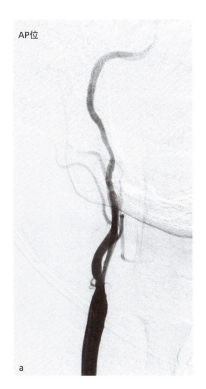
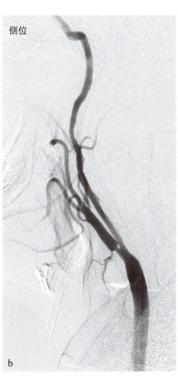

图5.13　球囊成形术及支架植入术后的最终血管造影。最终DSA的正位图（a）和侧位图（b）显示存在残余狭窄，但是颈内动脉（ICA）已经恢复良好的血流，足以维持脑灌注。另外编织支架会进一步缓慢扩张，使得脑血流动力学逐步恢复平衡

5.5.2　病例5.2 Mo.Ma装置用于颈内动脉闭塞

　　急性缺血性脑卒中患者，表现为右侧大脑半球缺血的症状体征，影像学检查提示右侧颈内动脉起始部接近闭塞，考虑该病变为限流性狭窄，计划行急诊支架植入术。术前影像提示病变为长阶段溃疡斑块，因此计划采用Mo.Ma装置进行保护（视频5.2；图5.14～图5.20）。

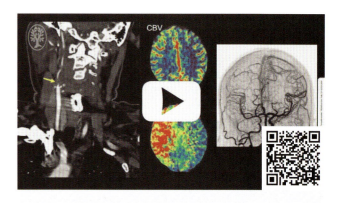

视频5.2　Mo.Ma装置用于治疗颈内动脉闭塞

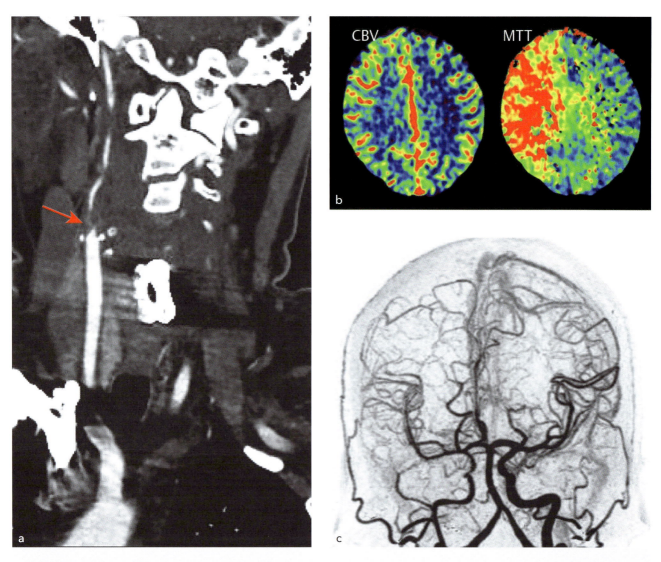

图5.14　急诊基线影像学检查。a.CTA显示右侧颈内动脉起始部闭塞前病变（箭头）伴有软斑和钙化斑。b.CT灌注显示右侧大脑中动脉流域脑血容量（CBV，左图）增加，平均通过时间（MTT，右图）延长。c.CTA颅内血管重建显示右侧大脑中动脉显影差。这种明显的低灌注状态是由于右侧颈内动脉起始部狭窄限制血流所致

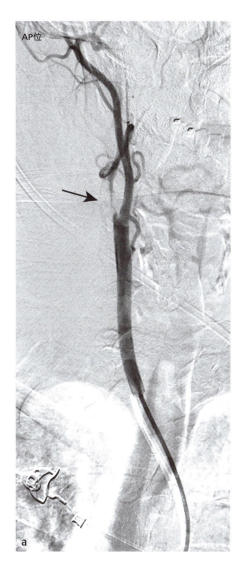
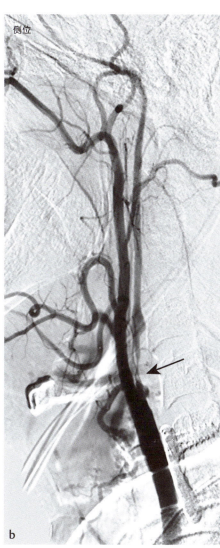

图5.15　基线血管造影。基线DSA正位图（a）和侧位图（b），显示右侧颈内动脉（ICA）起始部（箭头）接近（假性）闭塞，狭窄程度非常严重（＞95%）。注意，与颈外动脉（ECA）分支充盈明显相比，颈内动脉的充盈微弱且延迟，这提示着狭窄的血流动力学特点。由于本例存在严重易损斑块，术者选择使用Mo.Ma装置进行近端保护。由于Mo.Ma装置需要9F鞘，一般选择股动脉入路

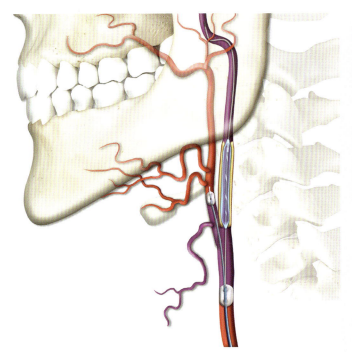

图5.16　Mo.Ma装置示意图。 Mo.Ma装置完全阻断血流的原理：颈外动脉（ECA）和颈总动脉（CCA）球囊均充盈，即可完全阻断前向血流，起到防止栓子脱落至远端的保护作用。透视可见的标记点位于球囊中间，近端（CCA）闭塞球囊的适用血管直径范围为5 ~ 13 mm，远端（ECA）闭塞球囊的适用血管直径范围为3 ~ 6 mm。随后应用0.014 in导丝穿过病灶，安全地进行球囊血管成形术，并通过Mo.Ma导管回抽血液清除碎屑。Mo.Ma是一种双阻断球囊系统，为颈动脉球囊成形术和支架植入术提供近端保护，其内径为2.12 mm（0.083 in），因此Mo.Ma装置可能不适合用于伴有颅内串联病变，且计划使用大口径中间导管的急性卒中患者

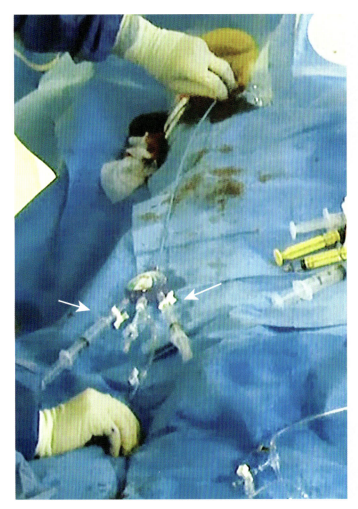

图5.17　照片显示通过9F鞘输送Mo.Ma装置。使用交换技术将导丝插入颈外动脉（ECA），撤出诊断导管，随后将该装置输送到目标位置。颈总动脉（CCA）和ECA的球囊均需要提前用含50%造影剂的注射器和单向旋塞阀进行准备（白色箭头）

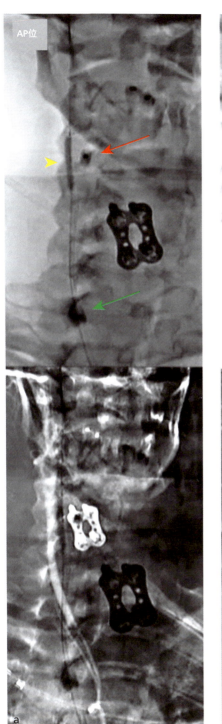

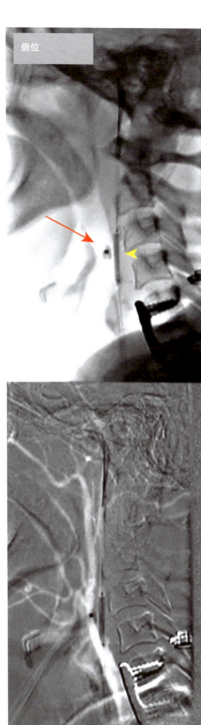

图5.18 球囊成形术。DSA的正（AP）位图（a）和侧位图（b），实时透视图（上图）和路图（下图）显示Mo.Ma装置的正确定位。先将颈外动脉（ECA）（红色箭头）和颈总动脉（CCA）球囊（绿色箭头）充盈，然后将微导丝通过病变，进行血管成形术（黄色箭头）。两个球囊保持充气状态直到支架植入完成

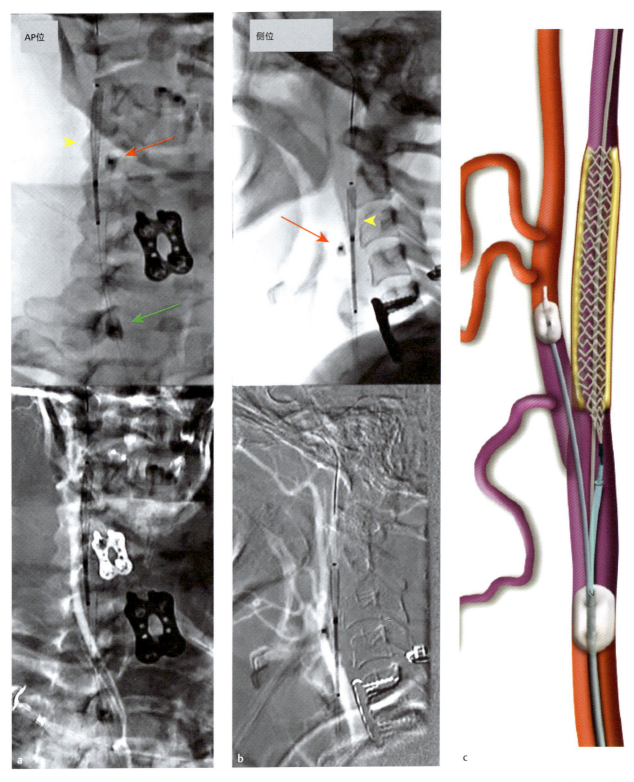

图5.19 颈内动脉（ICA）支架植入术关键步骤。DSA的正位图（a）和侧位图（b）（上图，实时透视图；下图，路图），显示支架释放过程（黄色箭头）。红色箭头为颈外动脉（ECA）球囊，首先泄除。支架展开后，在颈总动脉球囊（绿色箭头）泄除之前，应先进行导引导管抽吸。c.通过对ECA和CCA球囊充盈阻断血流（紫色区域）进行支架植入术的示意图

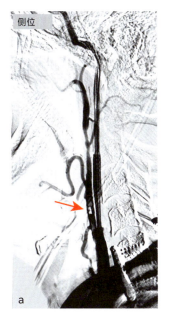 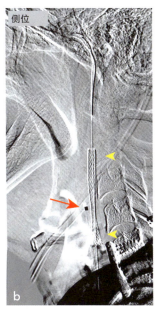 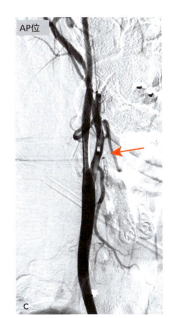 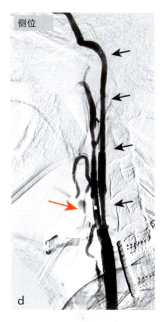

图5.20　治疗后影像。a ~ d.最终DSA的正位图和侧位图，植入支架后（黄色箭头），颈内动脉起始部血流恢复通畅。此时，颈外动脉（ECA，红色箭头）和颈总动脉（CCA）球囊（未显示）已完全泄除

5.5.3　病例5.3　无保护支架植入术和远端栓塞

患者为孤立的右侧颈内动脉闭塞病例，选择桡动脉入路，计划在保护伞下行急诊支架植入术。本例展示了急诊球囊成形术和支架植入术中潜在的栓塞并发症风险（视频5.3；图5.21 ~ 图5.24）。

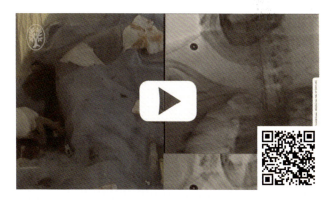

视频5.3　无保护装置支架植入术和远端栓塞

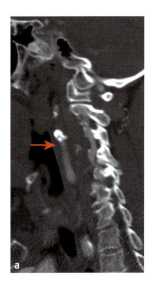
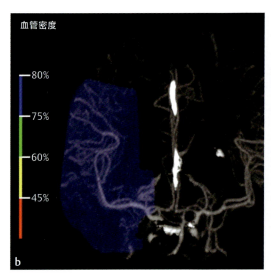

图5.21　急诊基线影像。a.侧位CTA，显示右侧颈内动脉起始部闭塞（红色箭头），颈椎C3水平可见明显的钙化斑块。b.颅内血管三维重建，显示右侧大脑中动脉（MCA）通畅，血管数量略减少。这些影像资料说明该病例仅为右侧颈内动脉闭塞，右侧大脑半球通过Willis环进行代偿

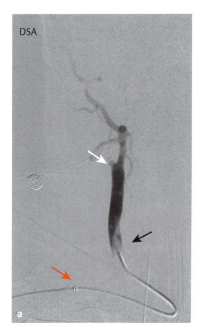
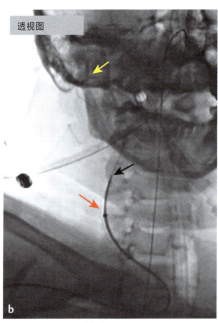
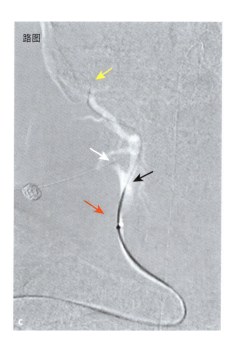

图5.22　通路建立。DSA（a）、实时透视图（b）、路图（c）显示了导引导管进入右侧颈总动脉（CCA）的步骤。本例选用Benchmark 071导引导管（Penumbra）（红色箭头），应用5F Simmons 2导管（Merit Medical）（黑色箭头）辅助同轴超选。超选时注意将0.035 in的导丝（黄色箭头）插入颈外动脉（ECA），以避免接触闭塞部位（白色箭头）。术中未使用球囊导引导管（BGC）或保护伞

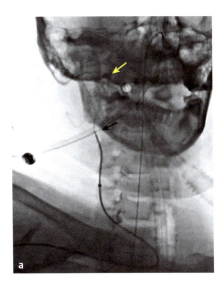
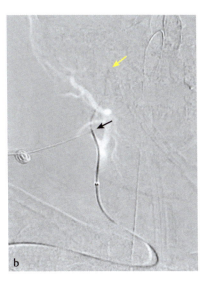

图5.23　穿越病灶。颈部实时透视图（a）和路图（b）。多次尝试用0.014 in的导丝穿过病灶，均未成功；因此，无法将保护伞推送至闭塞病变远端。遂改用0.035 in导丝（黄色箭头）和Simmons 2导管（黑色箭头）穿越病变闭塞段

球囊成形术

支架植入术

远端栓塞

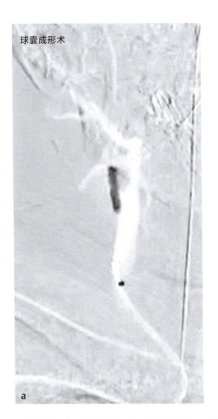
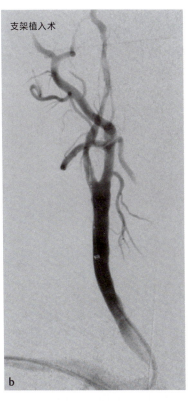
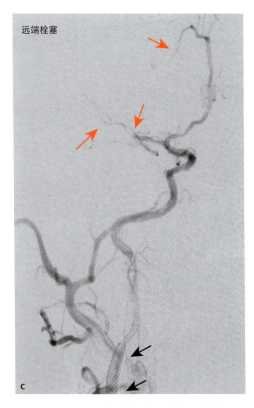

图5.24　球囊成形术和支架植入术。实时透视图（a）和血管造影（b）。在球囊成形术和支架植入术后，右侧颈内动脉起始部成功复流。c.术后造影显示广泛的远端栓塞（红色箭头）。黑色箭头指向刚植入的颈动脉支架（Wallstent）。该病例需要立即转为大脑中动脉（MCA）取栓术，来治疗新发远端闭塞，这可能是无保护装置下颈内动脉球囊成形术和支架植入术的结果。因此，对于单纯的颈动脉闭塞病例，使用近端或远端保护至关重要，以避免远端栓塞并发症

第 6 章　颈动脉夹层

概述

　　颈动脉夹层可引起急性缺血性脑卒中,如果夹层导致的颈动脉狭窄引起血流受限或颈内动脉(ICA)完全闭塞,则需要紧急血管内治疗。 如果存在远端串联病变,即使是非限流性夹层可能也需要急诊支架植入,以便于通过导引导管,建立远端取栓通路。夹层病因多为创伤性原因或医源性原因,但以急性卒中为表现的自发性夹层并不罕见,夹层是青年人卒中的常见原因。抗凝或抗血小板治疗适用于症状稳定或轻微、无须手术的患者。 支架植入术对于治疗这种特殊卒中病因非常有效。

　　关键词:颈动脉夹层, 颈动脉支架, 颅内支架

6.1　解剖与影像学特征

- 颈动脉夹层常始自ICA的起始部的远端,并可延伸至岩骨段, 甚至颅内段。
- CTA和MRA可以表现为逐渐变细、不规则的管腔形态(最好进行造影, 观察是否存在所谓的"火焰征")、内膜瓣和附壁血栓(图6.1, 图6.2)。夹层引起卒中的机制可以是栓塞, 也可以是血流动力学变化(首先影响"分水岭"区;图6.1),或两者兼而有之。
- 夹层还可以导致假性动脉瘤的形成, 瘤腔内血栓堆积,若脱落则可导致卒中。

6.2　颈动脉支架的选择

- 血管内治疗的目标是恢复血流。选择支架时无须考虑利用支架径向力使血管直径恢复正常,支架的选择更多需要取决于病变累及的范围(仅颈部或累及岩骨段和/或海绵窦段)、血管直径大小和血管迂曲程度。
- 我们可以根据病变的解剖特征选择使用各种不同支架,包括激光雕刻的开环支架[Acculink(Abbott Vascular)]、编织支架[Wallstent(Boston Scientific)]、 传 统 颅 内 支 架[Atlas(Stryker)、

Enterprise(Johnson & Johnson)、Wingspan(Stryker)], 甚 至 血 流 导 向 装 置[Exceed(Stryker)、Pipeline栓塞装置(Medtronic)](图6.3)。
- 应避免使用覆膜支架。因为目前常用的覆膜支架非常硬, 输送支架时可能会引起新的夹层。
- 支架植入术前, 应给予患者负荷剂量的抗血小板药物(表6.1)。对于术中发现的夹层,需要在过渡到口服抗血小板药物之前静脉给予糖蛋白Ⅱb/Ⅲa抑制剂(表6.2)。

6.3　技术要点及关键步骤

- 支架误植入夹层的假腔是最严重的技术并发症(图6.4)。一旦发生这种情况, 会导致血管真腔完全闭塞, 再次超选真腔将非常困难。为了避免这种情况, 需要将微导管超选越过闭塞段,通过微导管内造影, 仔细确认真腔位置。确认血管真腔位置后, 将0.014in的长交换微导丝送入微导管, 通过交换技术输送支架。
- 微导丝应始终保留, 直到造影确认血管完全开通为止。常见错误是支架只覆盖了部分病变,残余部分内膜瓣未覆盖。血管造影所看到的夹层起止征象往往并不准确,夹层真正的起始端往往更近、末端往往比所见更远。

- 如果夹层段超出ICA，则需要不同性能的支架组合使用（如在选择颈动脉支架覆盖近心端，选择自膨式激光雕刻或编织的颅内支架放置在远心端）。
- 动脉入路（桡动脉或股动脉入路）和导引导管的选择取决于夹层的范围和性质。当怀疑存在壁间血肿时，可使用球囊导引导管（BGC）或Mo.Ma装置（Medtronic），以尽量降低远端栓塞的风险。
- 选择内径较大（如6F）的导引导管，可适配多种支架。选择支架时，最好选择直径更大的支架，同时还应考虑支架的设计（表6.3）。例如，如果选用编织支架的尺寸偏小，释放后支架会明显缩短，而选择更大直径的编织支架则可以增加覆盖的长度。

6.4 要点与难点

- 血管造影所看到的夹层起止征象往往并不准确，夹层真正的起始端往往更近、末端往往比所见更远。除非有非常充分的理由，否则在选择支架时，应选择可以覆盖更大范围血管的支架，以确保整个病变节段都被充分覆盖。
- 夹层的根本病因是管壁损伤，动脉粥样硬化或钙化很少见。因此，很少需要选择径向力大的支架。相反，我们常使用更符合迂曲解剖特征的支架治疗夹层，如编织支架或激光雕刻支架。除非明确存在动脉粥样硬化特征，否则在夹层治疗中很少需要预扩或后扩。
- 特别需要注意的是，应尽量避免把支架植入假腔。纠正这种操作相关并发症将会非常困难。

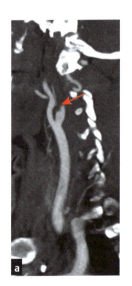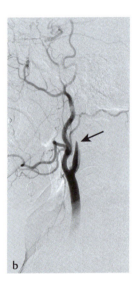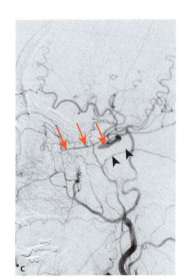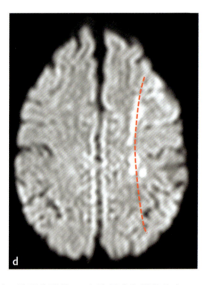

图6.1 颈内动脉（ICA）夹层是"分水岭"梗死的原因之一。侧位CTA（a）和侧位DSA（b），显示典型的ICA火焰征（各图箭头）。充盈缺损常始于颈动脉分叉处或远端，并逐渐向远端变细。c.侧位DSA，颅内投影，显示颈内动脉经眼动脉（箭头）与颈外动脉分支吻合（箭头）。d.MRI显示大脑前动脉和大脑中动脉（MCA）交界的"分水岭"区急性梗死（虚线），这是由于ICA夹层引起的灌注不足所致

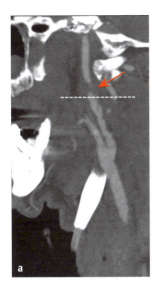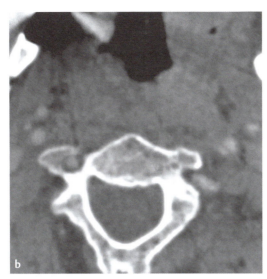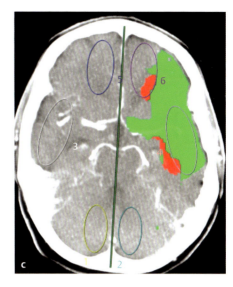

图6.2　颈内动脉远端（ICA）夹层。侧位CTA（a）和轴位CTA（b）显示由夹层引起的ICA颈段远端近闭塞。但请注意，实际上夹层真正的破口在更近心端的颈动脉分叉处，但限流性狭窄只出现在远端（图a箭头指示血管信号缺失）。图a中的虚线标示轴位投射层面。c.CTP显示MCA供血区域相应的低灌注。如果不对该患者进行紧急血运重建，低灌注区（绿色为缺血半暗带）可能会转化成梗死区

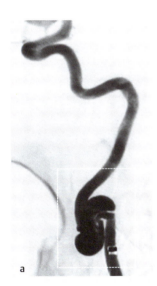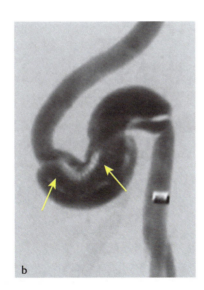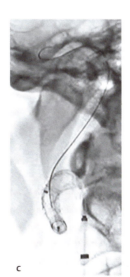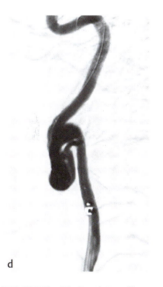

图6.3　医源性夹层病例。a.侧位DSA显示ICA颈段严重迂曲。患者有近期血管内介入治疗手术史，在放置导引导管时造成了夹层。使用柔软的中间导管可以避免此类血管损伤，同时长鞘或者导引导管应置于这种提示高风险解剖特征的血管近端。虚线矩形框内区域被放大显示在图b中。b.DSA高倍图像，显示开始术者计划植入颅内支架治疗夹层［低径向支撑力的编织支架（LVIS，MicroVention），箭头］。但由于与病变血管的尺寸相比，这种支架太短且内径较小，这一策略未成功。c.实时透视像显示再次手术，这次术者使用了类型不同的支架（Surpass，Stryker）。Surpass支架LVIS的直径更大，径向力更大，因此是更合适的选择，同时它还有血流导向的作用。d.术后侧位DSA。导丝应始终保持穿过病灶，直到造影确认血管完全通畅

表6.1 急诊支架植入术中抗血小板药物的使用情况

药名	药效达峰时间	持续时间	用法用量	代谢途径
阿司匹林	1 ~ 2 h	7 ~ 10 d	负荷剂量325 ~ 650 mg，维持剂量81 ~ 325 mg	泌尿系统
氯吡格雷	2 ~ 6 h	5 ~ 7 d	负荷剂量325 ~ 650 mg，维持剂量81 ~ 325 mg	消化系统和泌尿系统
普拉格雷［Effient（Eli Lilly and Company）］	0.5 ~ 4 h	5 ~ 9 d	负荷剂量325 ~ 650 mg，维持剂量81 ~ 325 mg	消化系统和泌尿系统
替格瑞洛［Brilinta（AstraZeneca）］	0.5 ~ 2 h	3 ~ 5 d	负荷剂量180 mg，维持剂量90 mg，1天2次	消化系统和泌尿系统
坎格瑞洛	2 ~ 30 min	0 ~ 30 min	30 μg/kg静脉滴注4 μg /（kg·min）静脉滴注	消化系统和泌尿系统

表6.2 糖蛋白Ⅱb/Ⅲa抑制剂在急诊支架植入术中的应用

药名	单次负荷剂量	微泵剂量	半衰期
阿昔单抗［ReoPro（Johnson & Johnson）］	0.125 mg/kg	不需要	10 ~ 30 min，抗血小板作用持续48 h
依替巴肽［Integrilin（Merck Sharp & Dohme）］	180 μg/kg	0.5 μg/（kg·min）	2.5 h
替罗非班［Aggrastat（Medicure）］	0.4 μg/（kg·min）或无	0.1 μg/（kg·min）	2 h

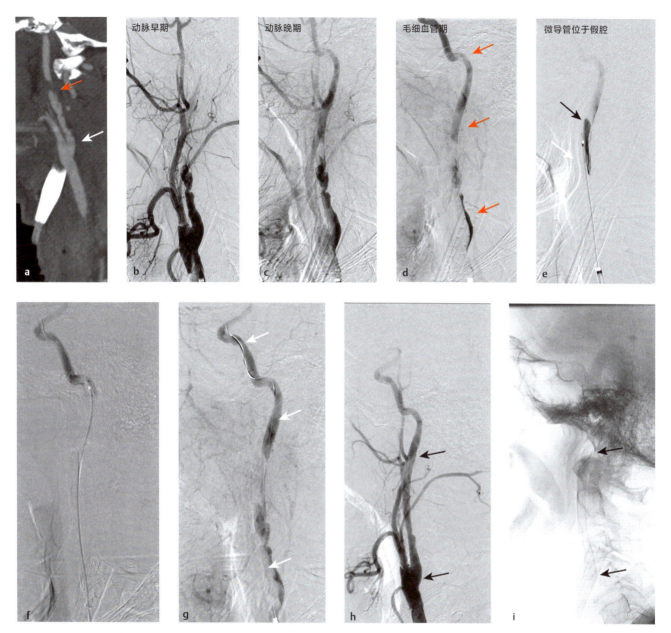

图6.4　颈动脉夹层支架植入时辨别真腔与假腔。a.CTA显示从颈动脉分叉处开始的广泛夹层（白色箭头），并向远端延伸，局部近闭塞（红色箭头）。b ~ d.DSA连续动脉期的侧位图，显示了夹层段血流受限。注意,ICA远端闭塞部位局部的造影剂的充盈和滞留（箭头）。e.侧位DSA，微导管造影显示微导管头端位于夹层的假腔内。若在假腔内植入支架将导致血管完全闭塞，这种情况应小心避免。白色箭头对应微导管的头端。黑色箭头指示夹层假腔。f.DSA微导管造影证实微导管现位于真腔内，真腔内造影剂流动通畅，夹层不显影。g.造影确认微导管位于真腔，使用长的交换微导丝（箭头）将微导管取出，交换输送支架。h.侧位DSA最终显示支架成功植入夹层段，血运重建良好。需注意选择长度足够的支架（Wallsent，Boston Scientific），以确保整个夹层节段可被支架充分覆盖（箭头）。i.透视像显示支架的位置（箭头）

表6.3 颈动脉支架设计

支架	设计
Precise（康德乐公司）	开环
Protégé（美敦力公司）	开环，锥形
Wallstent（波斯顿科学公司）	编织
Acculink（雅培公司）	开环
Xact（雅培公司）	闭环，锥形
Casper（美科微先公司）	双层编织

6.5 病例（视频和图像）

6.5.1 病例6.1 血流控制下的颈内动脉夹层支架植入术

一位年轻患者出现左侧偏瘫，数天前有机动车事故病史。急诊头颈联合CTA提示右侧颈内动脉（ICA）长段夹层。因为担心可能存在壁间血肿和远端栓塞并发症等风险，计划使用Mo.Ma装置（Medtronic）控制前向血流，进行支架植入术（视频6.1；图6.5 ~ 图6.11）。

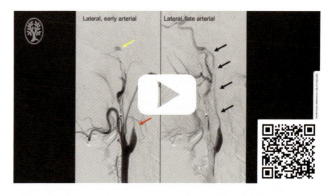

视频6.1 血流阻断下的颈内动脉夹层支架植入术

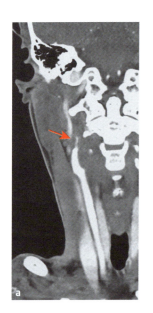
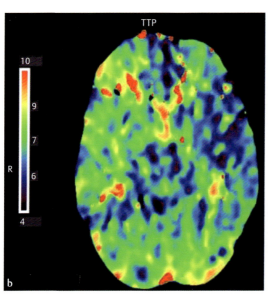

图6.5 基线无创影像。a.冠状位CTA，显示右侧颈内动脉（ICA）变细。这是颈动脉夹层的常见表现，与动脉粥样硬化引起的颈动脉起始段突然闭塞形成鲜明对比。b.CTP显示相应区域的TTP增加

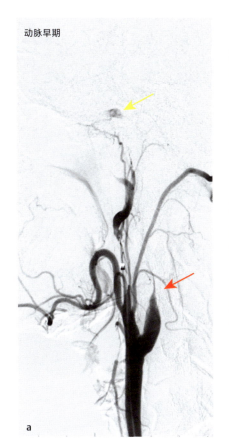

动脉早期

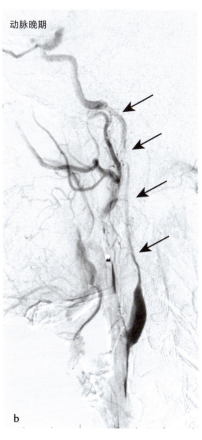

动脉晚期

图6.6 造影证实ICA夹层。a.侧位DSA动脉早期提示"火焰征"（红色箭头）。颈内动脉首先通过颈外动脉岩骨段侧支血管向远端充盈（黄色箭头）。b.DSA动脉晚期提示ICA顺行充盈明显延迟（箭头）

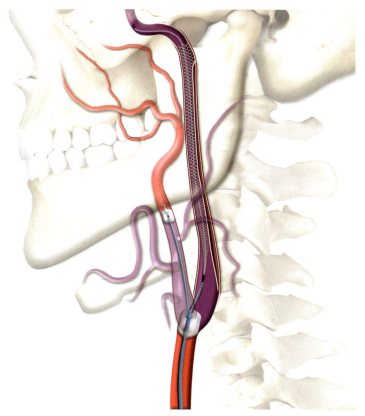

图6.7 示意图展示了ECA和CCA血流控制下，支架植入术方案（©Thieme/Jennifer Pryll）

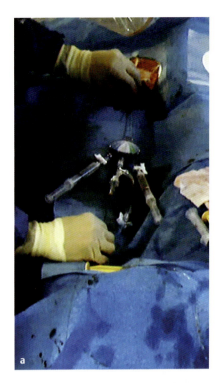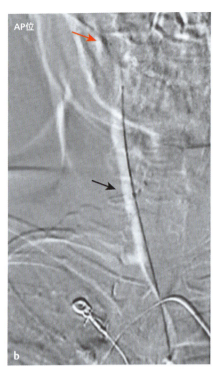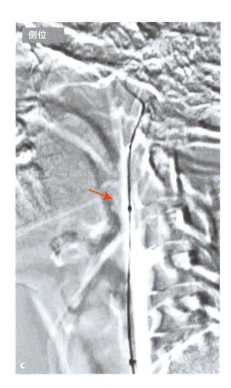

图6.8   Mo.Ma建立通路。a.放置9F鞘后，用诊断导管将导丝置于ECA，然后交换Mo.Ma装置。正位DSA（b）和侧位DSA（c）显示Mo.Ma置于ECA的远端球囊（红色箭头）和颈总动脉的近端球囊（黑色箭头）。球囊已经用50%造影剂准备好，但还未充盈

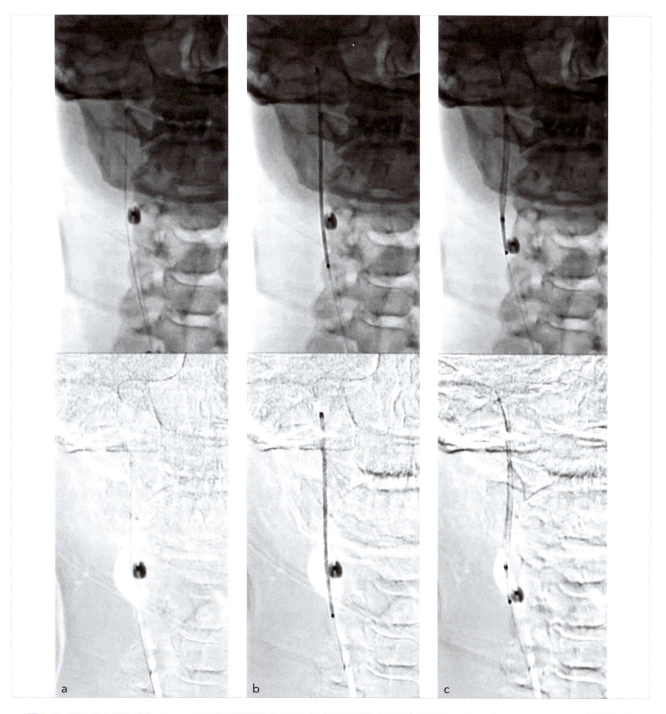

图6.9　颈动脉支架的植入。a ~ c.正位实时透视像（上图）和相应的路图（下图）显示了Wallstent（Boston Scientific）在血流阻断的情况下输送到位。不需要进行球囊预扩张，一般选择较大的支架（如本例中选择8 mm × 38 mm支架）可确保支架充分覆盖整个颈内动脉病变段。注意：在这个关键步骤中，两个球囊应保持完全充盈，若阻断球囊的形态从圆柱形变化为球形，则表明需要再次加压充盈球囊

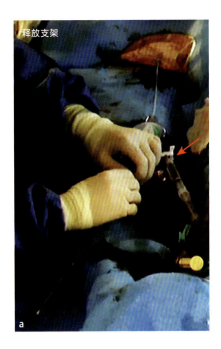
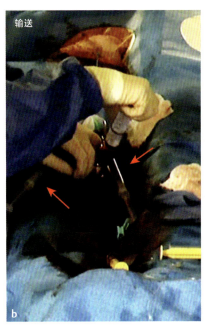

图6.10 支架植入过程。a.在支架释放过程中，ECA和CCA的球囊应保持充盈状态（箭头）。b.支架释放后，在Mo.Ma球囊泄气（箭头）之前，需清除局部血栓碎片

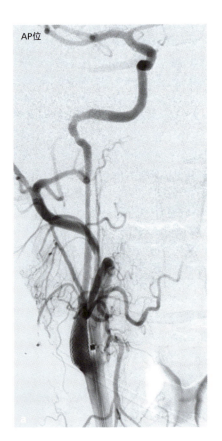
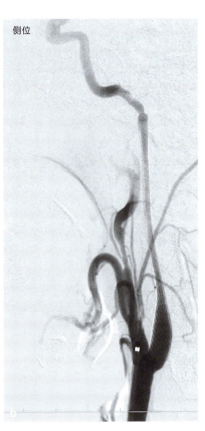

图6.11 最终血管造影结果。正位DSA（a）和侧位DSA（b），最终术后颈总动脉（CCA）造影。通过植入单个支架，右侧颈内动脉（ICA）已得到重建

6.5.2　病例6.2　双支架修复长段夹层

本例患者出现以左半球综合征为表现的急性缺血性脑卒中，急诊评估时意外发现左侧颈内动脉（ICA）夹层。无明确外伤史，但其家属提供了患者近期出现季节性过敏合并频繁打喷嚏的病史（视频6.2；图6.12 ~ 图6.18）。

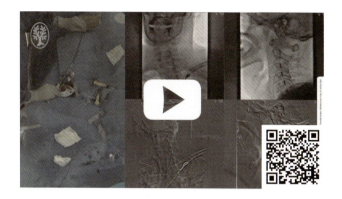

视频6.2　双支架修复长段夹层

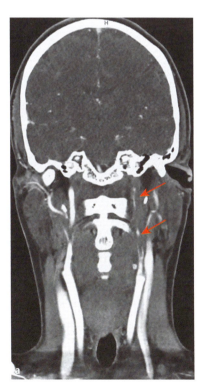

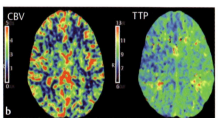

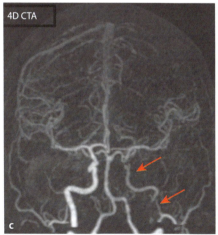

图6.12　基线无创影像提示左侧颈内动脉（ICA）闭塞。a.CTA显示左侧颈内动脉在整个颈段、岩骨段及以远剥离。b.CTP显示左半球CBV正常，但TTP受损。c.4D CTA，也被称为"动态"CTA，显示左侧ICA充盈减少（箭头）

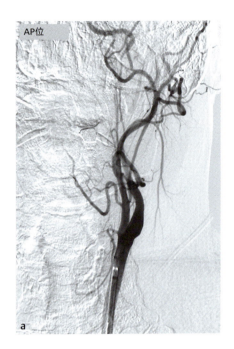

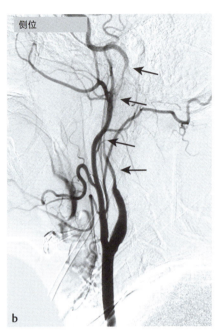

图6.13　基线血管造影证实左侧颈内动脉（ICA）夹层。正位DSA（a）和侧位DSA（b）显示夹层的范围，累及左侧ICA的岩骨段（箭头）

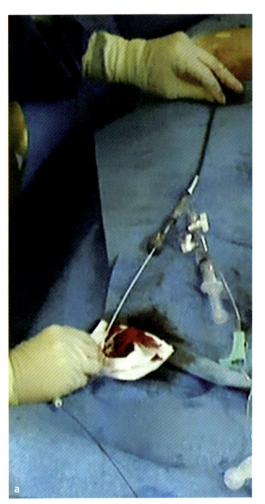

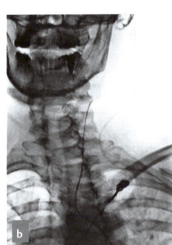

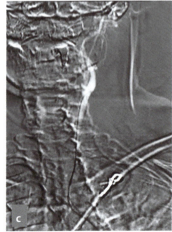

图6.14　导引导管进入ICA。a.采用球囊导引导管（BGC）阻断血流下的支架植入术作为治疗策略。BGC在多功能VTK导管（Cook Medical）和0.035 in导丝的辅助下同轴超选到位。正位DSA实时透视像（上图）（b）和路图（下图）（c），显示BGC的输送过程

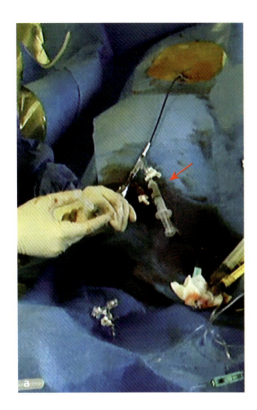

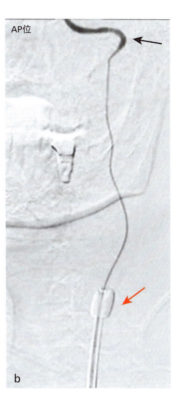

图6.15　球囊充盈。照片（a）和DSA（b），显示待球囊导引导管（BGC）到位，充盈球囊（红色箭头），通过微导管轻轻推注造影剂，以确认微导管已经完全越过夹层段，且位于血管真腔（黑色箭头）

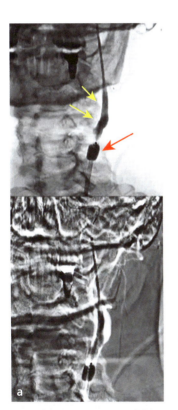

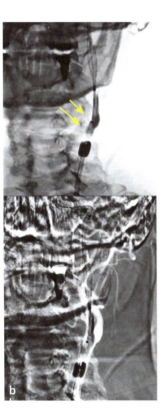

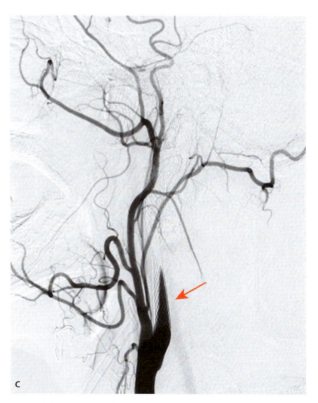

图6.16　支架输送和释放。a、b.实时透视像（上图）和路图（下图），正（AP）位视图，显示球囊导引导管充盈后血流阻断，充盈后的球囊呈圆柱形（红色箭头）。在本例中，支架（Wallstent）到位后，轻推造影剂，显示造影剂滞留，证实局部血流完全阻断（黄色箭头）。c.但植入支架后，DSA仍未见远端血管显影（箭头），这提示着病变下游血管仍然处于闭塞状态。这可能是由于夹层累及远端的动脉，需要进行远端的支架植入

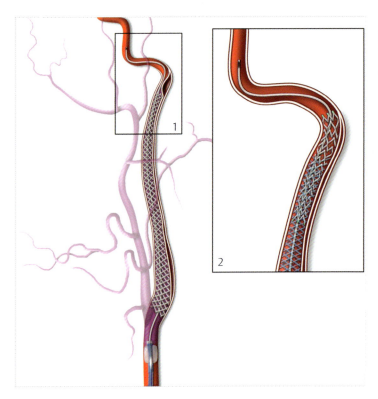

图6.17 第一次支架植入后的效果不佳原因的示意图。位于第一枚支架远端的夹层持续限流（1），这也是为何需要第二枚支架治疗，以恢复整个颈内动脉（ICA）血流的原因（2）（©Thieme/Jennifer Pryll）

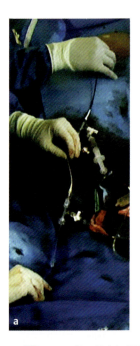
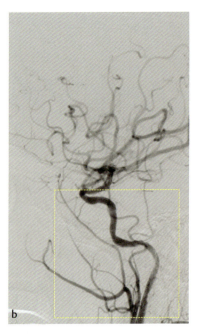
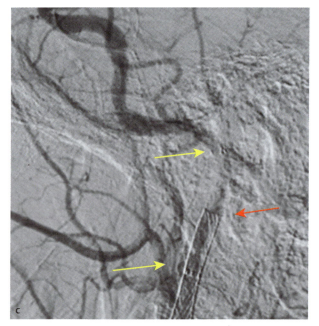

图6.18 第二枚支架到位和释放。a.操作Wingspan支架（Stryker）到位的图像。Wingspan支架是一种自膨式激光雕刻的镍钛合金支架，此类情况下也可以选择其他激光雕刻支架，如Enterprise（Johnson & Johnson）或Atlas（Stryker）。标准侧位DSA（b）和局部放大侧位DSA（c）显示颈内动脉（ICA）已完全恢复通畅，Wingspan支架（黄色箭头）与Wallstent支架（红色箭头）部分重叠

第7章　颈内动脉末端闭塞

概述

　　本章所描述的颈内动脉末端（ICA-T）取栓的概念比较宽泛，因为对于更近心端一些部位的血栓，如颈内动脉海绵窦段或者床突段，其治疗原则也是一样的。由于常累及Willis环的侧支循环，ICA-T闭塞的特点是血栓负荷高、梗死进展快。在本章中，我们回顾了抽吸取栓、支架取栓和颅内球囊和/或支架成形术在ICA-T应用的细微差异。抽吸取栓和支架取栓的技术细节将在第9 ~ 11章大脑中动脉相关章节中详细阐述。

　　关键词：球囊导引导管，颈内动脉末端，支架取栓装置，支架植入，取栓术

7.1　解剖与影像学特征

- 利用无创成像确定ICA闭塞的精确位置可能有一定难度。由于颈内动脉残端延迟显影的原因，MRA和CTA显示的闭塞部位往往比真实情况更靠近近心端（图7.1）。

- 在DSA中，可以使用导引导管进行超选造影，并给予充分的曝光时间让造影剂到达闭塞部位，从而帮助确定真正的闭塞位置。ICA分支（如眼动脉、后交通动脉或脉络膜前动脉）的显影不清（或缺如）有助于判断血栓的近端位置（图7.2）。

- 对于侧支循环差的患者，CTA或MRA可能无法显示血栓延伸的范围。为了确保取栓支架可以充分捕获整个血栓，需要进行微导管超选造影（图7.3）。

- 无创影像学检查上显示出的明显钙化征象可以提醒介入医生注意该处血管动脉粥样硬化可能大，可能需要血管成形和/或支架植入术（图7.4）。

7.2　技术要点及关键步骤

- 由于这类病例往往有较大的血栓负荷，我们常常选择尺寸尽可能大的导引导管、抽吸导管和支架取栓装置（SR）。

- 在球囊充盈的状态下，可以尝试直接通过球囊导引导管（BGC）进行抽吸（图7.5）。这种简单的操作偶尔也可以成功吸除血栓，使血管完全再通。特别是BGC可以达到或接近闭塞段时，操作成功概率更高。

- 目前，改进后的中间导管跟进性能更优，可以直接超选至ICA-T闭塞部位进行抽吸取栓（图7.6），或者与支架取栓装置联合应用（图7.7）。当选择进行支架取栓术时，我们一般选择尺寸最大的支架取栓装置，如6 mm×40 mm Solitaire支架（Medtronic）或5 mm×33 mm EmboTrap（Cerenovus）。

7.3　要点与难点

- 当抽吸导管和取栓支架撤出时，大块的ICA血栓可堵塞导引导管顶端，对于这种情况术者可以通过观察导引导管没有回血进行判断。此时不能进行导引导管内的注射，而应保持对导引导管的持续抽吸，缓慢撤出导引导管，并在体外用生理盐水冲洗。因此，我们会根据术中使用的导管类型，选择8 ~ 9F短鞘建立股动脉入路（图7.5 ~ 图7.7）。这样就可以更容易地重建动脉通路，但要避免采用"无鞘"导引导管的操作。

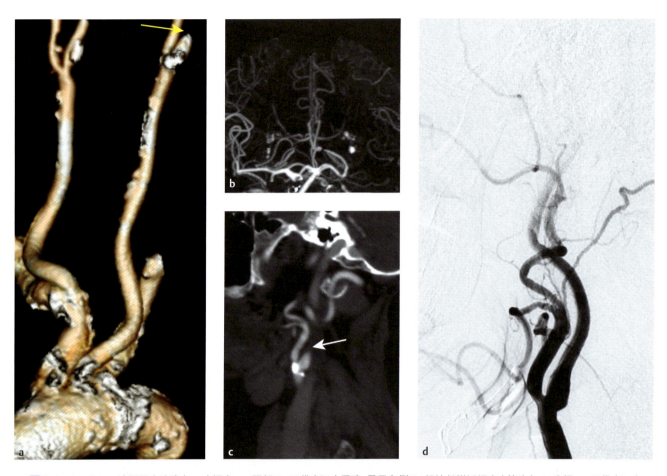

图7.1 CTA和DSA诊断颈内动脉（ICA）闭塞。a.颈部CTA三维（3D）重建，显示左侧ICA起始部附近闭塞（箭头）。b.头颅CTA三维（3D）重建，显示左侧ICA和大脑中动脉（MCA）缺失。c.侧位CTA，显示左侧颈动脉分叉远端逐渐变细（箭头）。d.侧位DSA，左侧颈总动脉（CCA）造影。与CTA不同的是，造影可见整个颈内动脉逐渐被造影剂充盈，但是颈内动脉闭塞的准确位置仍然不清楚

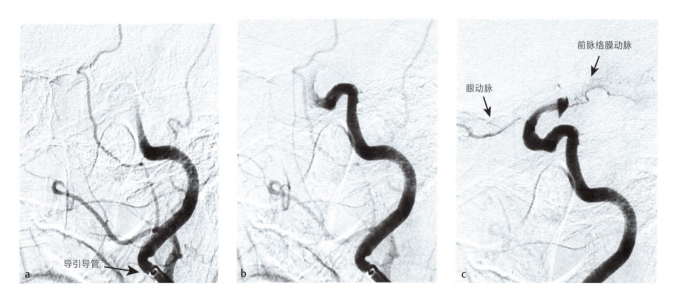

图7.2 通过DSA确定颈内动脉（ICA）闭塞的确切位置。a～c.侧位DSA，左侧ICA造影。持续曝光以使造影剂到达闭塞处，最终可见眼动脉和前脉络膜动脉显影。此时可以更精确地确定血栓近端位置，帮助介入医生确定取栓装置的尺寸和目标位置。左侧ICA中可见导引导管

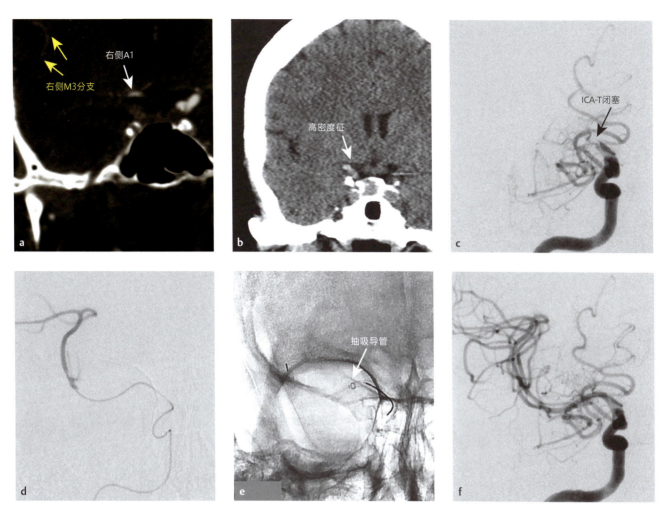

图7.3 采用DSA评估血栓长度。a.冠状位CTA，显示右侧颈内动脉（ICA）颅内段无造影剂充盈，右侧A1通畅（白色箭头），可以看到远端M3分支显影（黄色箭头），但很难确定血块延伸到大脑中动脉（MCA）的范围。b.冠状位CT平扫，可见血管高密度征（箭头）。c.正位DSA，确认右侧颈内动脉末端（ICA-T）闭塞（箭头）。d.微导管穿过右侧M1闭塞段后超选造影。e.透视像下可见已经到位打开的支架取栓装置（SR）[5 mm × 33 mm EmboTrap（Cerenovus）], 抽吸导管 [Jet 7（Penumbra）] 位于血栓的近端（箭头）。f.正位DSA，取栓后

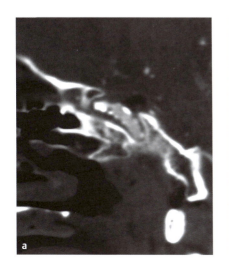

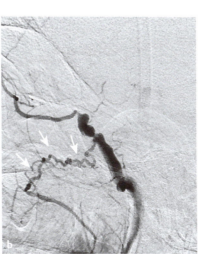

图7.4 闭塞部位明显钙化的病例。a.矢状位CTA，显示颈内动脉（ICA）广泛钙化和溃疡。b.侧位DSA，颈内动脉造影显示眼动脉段以远的ICA完全闭塞，海绵窦段颈内动脉与颈外动脉颌内动脉分支的吻合开放（箭头）。这一血管造影的表现提示ICA闭塞很可能是由动脉粥样硬化引起的

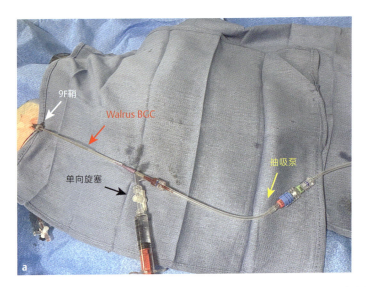
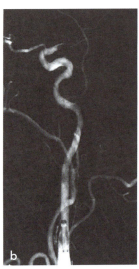
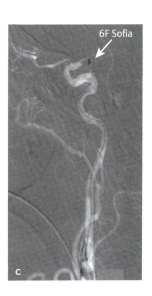

图7.5　通过球囊导引导管（BGC）单独抽吸，然后使用抽吸导管。a.术中操作台照片。使用Walrus球囊导引导管（Q'Apel Medical）（红色箭头），待球囊充盈后（黑色箭头指向用单向旋塞阀连接含50%造影剂的注射器），即可启动抽吸装置（黄色箭头所指为直接连接到导引导管的抽吸延长管）。b.侧位路图，显示Walrus球囊导引导管位于颈内动脉（ICA）。球囊导引导管放置的位置更高，可带来更好的抽吸力。箭头所指为颈内动脉末端（ICA-T）闭塞部位。如果抽吸未能再通，下一步可尝试中间导管直接抽吸或使用支架取栓装置联合抽吸进行取栓。Walrus BGC内径为0.087 in,适配目前大多数的抽吸导管。c.侧位路图,6F Sofia（MicroVention）导管头端接近血栓（箭头），正在进行抽吸取栓

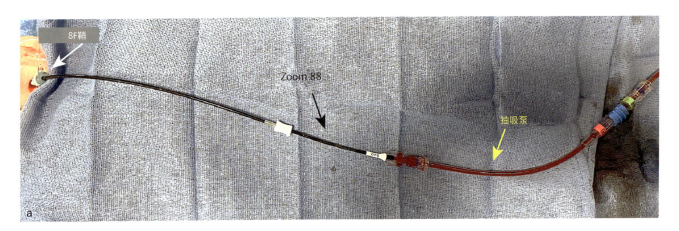

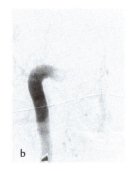
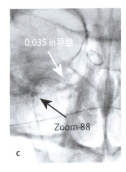
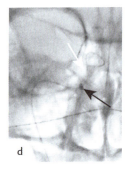
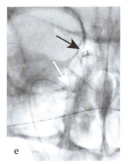
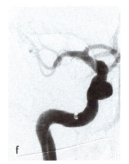

图7.6　单独通过长鞘抽吸。a.手术器械连接照片。Zoom 88（黑色箭头）是一种0.088 in内腔、110 cm长的导引导管，能够到达颈内动脉（ICA）颅内段，可通过8F短鞘（白色箭头）。操作时可将长鞘直接连接到抽吸延长管进行抽吸（黄色箭头）。b.正位造影图，基线通过长鞘进行血管造影，显示颈内动脉造影剂充盈缓慢。c～e.连续正位透视像，显示Zoom 88长鞘在0.035 in导丝辅助下超选［白色箭头，Glidewire（Terumo）］。当术者感觉导管头端有阻力时，表明长鞘已到达血栓部位。f.正位DSA，抽吸取栓术后造影，显示右侧MCA及其分支达到再通

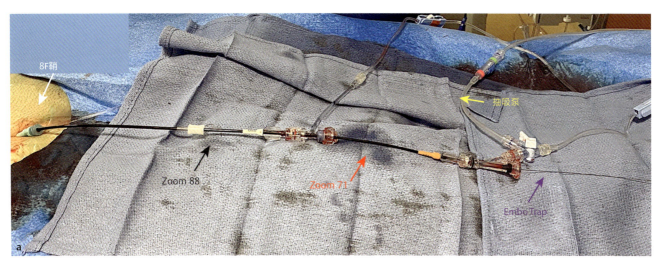

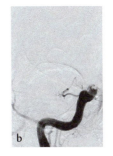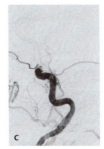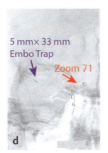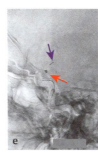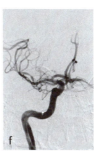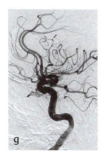

图7.7　支架取栓装置（SR）联合抽吸取栓术。a.手术操作台面照片。图中显示Zoom 88（黑色箭头）长鞘、Zoom 71（红色箭头）抽吸导管和EmboTrap取栓装置的推送丝（紫色箭头，Cerenovus）。使用8F短股鞘（白色箭头），抽吸延长管（黄线）与抽吸导管相连。正位DSA（b）和侧位DSA（c），显示颈内动脉（ICA）眼动脉以远端闭塞。正位透视像（d）和侧位透视像（e），显示5 mm × 33 mm EmboTrap的远端显影标记（紫色箭头）的位置，Zoom 71抽吸导管置于血栓近端捕获血栓（红色箭头）。正位DSA（f）和侧位DSA（g），取栓后造影。取栓两次后达到成功再通

7.4　病例（视频和图像）

7.4.1　病例7.1　球囊导引导管和支架取栓装置

- 患者突发右侧偏瘫和失语，NIHSS评分＞20分，疑似颈内动脉（ICA）颅内段闭塞（视频7.1；图7.8 ~ 图7.12）。

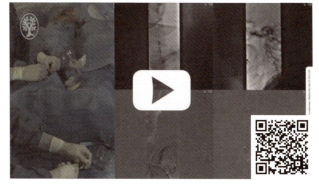

视频7.1　球囊导引导管和支架取栓装置

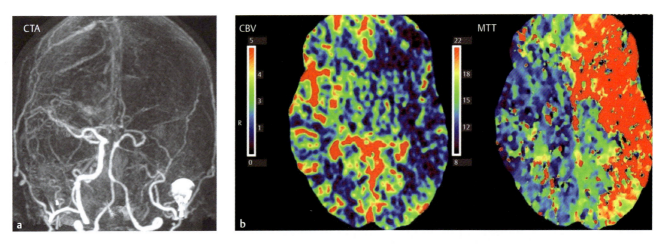

图7.8   基线无创影像。a.CTA三维（3D）重建，显示左侧ICA闭塞。b.CTP图像显示，左半球存在缺血风险：脑血容量（CBV；左图）减少和平均通过时间（MTT；右图）延长。虽然影像学结果显示非常不好，但考虑到如不及时治疗，其自然病史非常糟糕，取栓仍可能是有益的

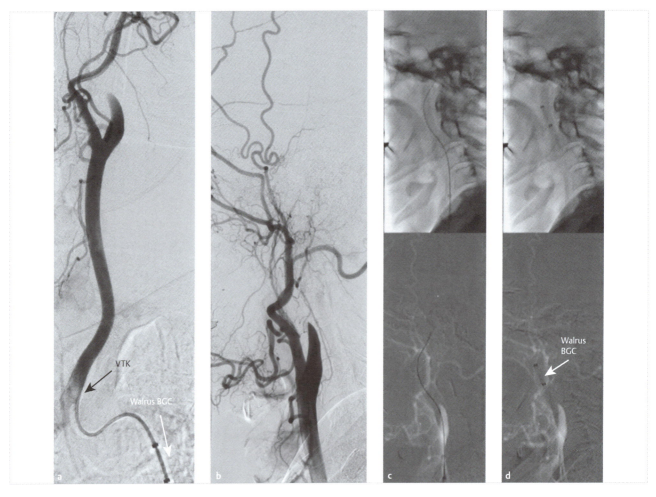

图7.9   建立左侧颈内动脉（ICA）通路。a、b.侧位DSA，左侧颈总动脉（CCA）造影显示左侧ICA闭塞。造影剂充盈缓慢，提示闭塞段位于比造影显示的左侧ICA更远的位置。黑色箭头指向5F多功能VTK导管（Cook Medical），用于辅助球囊导引导管（BGC）[白色箭头，Walrus（Q 'Apel Medical）] 超选左侧CCA。c、d.侧位透视像（上图）和路图（下图），显示BGC（白色箭头）在0.035 in导丝 [Glidewire（Terumo）] 和多功能VTK导管辅助下超选进入ICA颈段

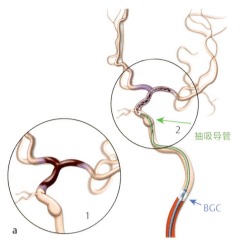
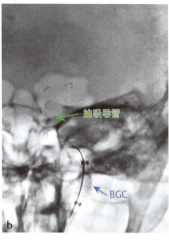

图7.10　a.使用球囊导引导管（BGC）和支架取栓装置（SR）联合进行颈内动脉末端（ICA-T）取栓的示意图。步骤1：ICA-T可见一个大的血块延伸至左大脑中动脉（MCA）和大脑前动脉（ACA）。步骤2：充盈BGC球囊（蓝色箭头）阻断前向血流，以防止SR和抽吸导管（绿色箭头）取栓过程中血栓脱落。b.相应临床病例的正位透视像(©Thieme/Jennifer Pryll）

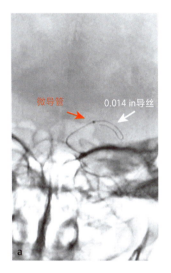
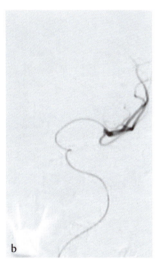
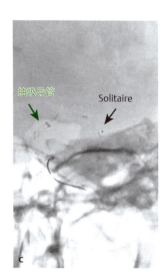
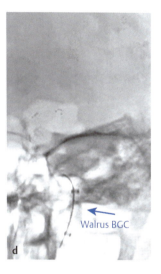

图7.11　支架取栓术实施过程。a.透视像，工作角度投射，显示0.014 in微导丝［白色箭头，Synchro（Stryker）］辅助微导管［红色箭头，Velocity（半影）］穿过血栓。将微导丝J形塑形可以更安全地通过闭塞部位，避免血管穿孔。b.血管造影。微导管超选择造影，确认其位于大脑中动脉（MCA）远端分支真腔内。c.透视像，显示抽吸导管（绿色箭头，6F Sofia，MicroVention）和6 mm × 40 mm Solitaire取栓支架（黑色箭头，Medtronic）的位置。d.透视像，显示Walrus球囊导引导管（BGC）的球囊充盈后（蓝色箭头，Q'Apel Medical），同时进行支架取栓和经Sofia导引导管的抽吸取栓

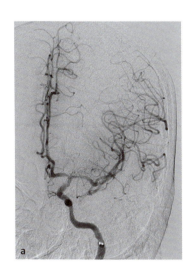
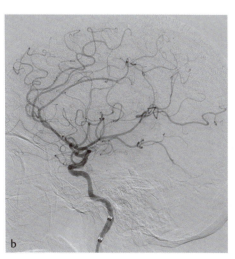

图7.12　取栓后最终的血管造影。正位图（a）和侧位图（b），显示达到TICI 3级再通

7.4.2　病例7.2　颅内动脉支架植入术

- 患者既往发现左侧颈内动脉慢性闭塞，本次因右侧颈内动脉狭窄、血流受限而发生急性卒中入院（视频7.2；图7.13 ~ 图7.16）。

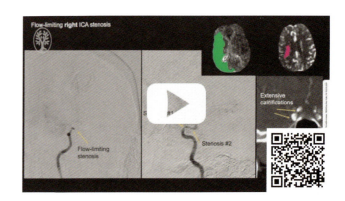

视频7.2　颅内支架植入术

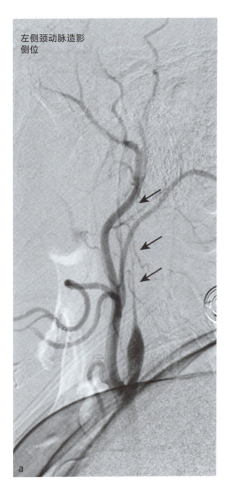

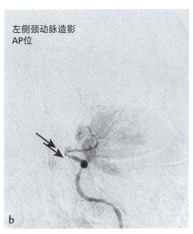

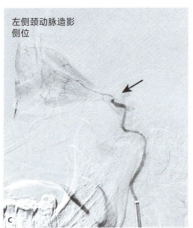

图7.13　左侧颈动脉基线DSA。DSA，左侧颈总动脉（CCA）侧位像（a），显示左侧颈内动脉（ICA）的血流缓慢（箭头）。DSA，左侧CCA正位像（b）和颅内侧位像（c），显示左侧ICA颅内段完全闭塞（箭头）

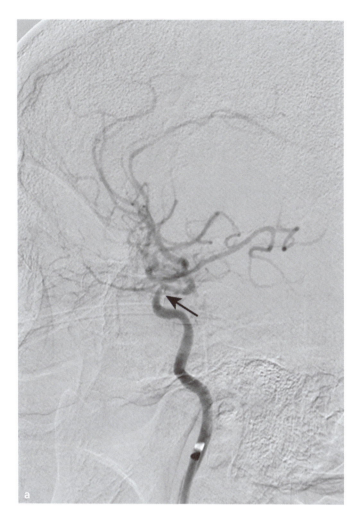

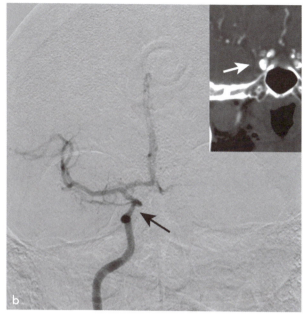

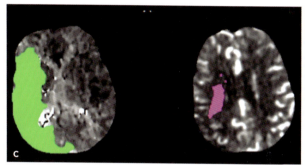

图7.14　右侧颈动脉基线DSA。右侧颈内动脉（ICA）造影侧位图（a）和正位图（b），显示颅内血流缓慢，箭头指示为颅内血管狭窄部位。图b中的小插图为冠状位CTA，可见狭窄相应区域（箭头）的颅内ICA存在明显钙化。c.CT灌注（CTP）图像证实右侧大脑半球低灌注。绿色：脑组织缺血区；红色：小核心梗死区域

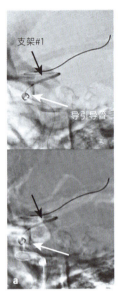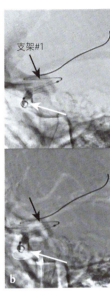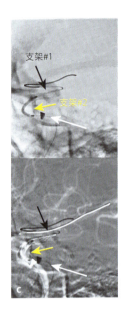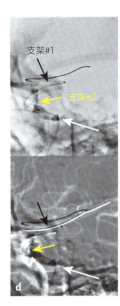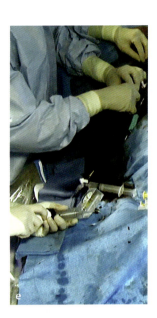

图7.15　颈内动脉（ICA）颅内支架植入术步骤。a、b.透视像（上图）和路图（下图）显示，第一枚球扩式支架［黑色箭头，3 mm×15 mm Resolute Onyx（Medtronic）］的输送和释放。这种冠状动脉支架具有良好的径向力，但难以通过弯曲的脑部血管，因此，在这种情况下，术者选择两枚短的Resolute Onyx支架，而不是一枚较长的支架。同时，将导引导管（白色箭头，TracStar）置于靠近狭窄区域，有助于顺利输送支架到位。c、d.透视像（上图）和路图（下图），显示了第二枚3 mm×15 mm Resolute Onyx支架（黄色箭头）的输送和释放，该支架与第一枚支架部分重叠。e.照片显示术者固定支架位置，缓慢充盈球囊，一般每30～60 s缓慢充盈1个大气压

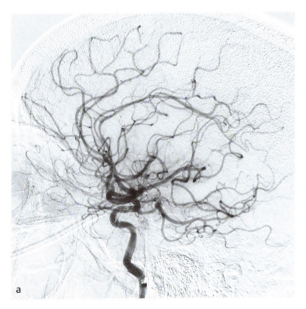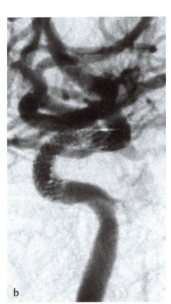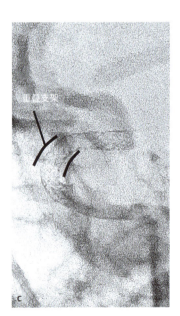

图7.16　颈内动脉（ICA）支架植入术后DSA。a.标准大小的侧位图。b.高倍放大的侧位图，显示颅内血流明显改善。c.双重支架结构的侧位透视像，黑线标示两枚支架重叠的区域

第8章　串联病变

概述

　　急性脑卒中的串联病变通常表现为颈内动脉（ICA）颅外段（通常是颈部）闭塞或闭塞前病变，同时伴有ICA颅内段或其远端分支［主要是大脑中动脉（MCA）］的闭塞。串联病变是急性前循环卒中取栓治疗的难点：往往病变较长，常需要使用多种导管和器具，影像和临床结局比单纯的ICA末端闭塞或MCA闭塞更差。后循环串联病变将在其他章节进行讨论。

　　关键词： 血管成形术，支架植入术，闭塞，取栓

8.1　解剖与影像学特征

分论

- 针对这类困难病变的治疗方法主要可分为两类：
  - "颈部优先"的方法：先采用血管成形术和/或支架植入术治疗颈部病变，然后进行颅内取栓治疗。
  - "头部优先"的方法：先将导引导管越过颈部病变进行取栓，颅内动脉成功再通后，再对颈部病变进行治疗。

- 在实施治疗时，这种非此即彼的思维并不总是合适，也没有一种适合所有患者的简单处理原则。例如，严重钙化的ICA狭窄病例可能需要对颈部病变进行血管成形术，以便于输送导引导管进行颅内取栓，最后再进行颈部血管支架植入术（先颈部，再头部，最后颈部）。这只是需要个体化方法的一种情况。

- 仔细浏览术前影像有助于介入医生识别颈部病变的潜在病因和成分［动脉粥样硬化斑块的性质、形态和严重程度（图8.1）、是否提示夹层以

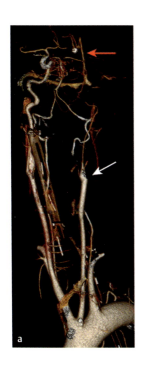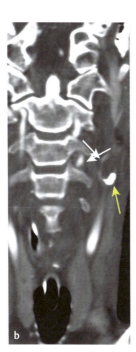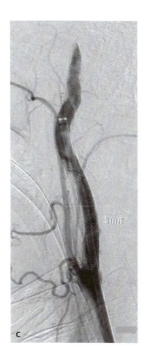

图8.1　颈内动脉（ICA）分叉处软斑引起的串联病变。a.CTA三维（3D）重建，显示左侧ICA起始部闭塞（白色箭头）和颅内串联闭塞（红色箭头）。b.冠状位CTA，显示ICA起始部斑块的性质复杂，存在钙化灶（黄色箭头），同时大多数斑块由非钙化成分（白色箭头）组成，容易发生远端栓塞。这种情况下，应考虑在导引导管穿过病变前用支架固定斑块。c.侧位数字减影血管造影（DSA）。使用支架［Wallstent（Boston Scientific）］固定斑块，0.088 in的导引导管［Neuron Max（Penumbra）］跨越颈动脉支架至远端，对颅内病变进行取栓

及是否有腔内血栓（[图8.2](#)）], 这些因素反过来决定了穿过该病变的难易程度和手术风险。

- 在确定颈部病变的治疗策略（单独血管成形术vs支架植入术）时, CT（[图8.3](#)）显示核心梗死大小或CT灌注显像及血管造影显示的ICA狭窄程度（[图8.4](#)）, 可用来预判出血性转化的可能性和早期ICA再闭塞的风险。

8.2   技术要点及关键步骤

- 球囊导引导管（BGC）和远端保护伞的组合使用可将栓塞并发症的风险降到最低, 对于软斑块（[图8.5](#)）或者存在腔内血栓的病例, 应考虑使用这种方法。

- Mo.Ma近端脑保护装置（Medtronic）通过同时闭塞颈外动脉和颈总动脉（CCA）来实现血流完全阻断, 而BGC只闭塞CCA（参见第5章）。但是, 由于Mo.Ma装置内径太小, 无法通过支架, 也无法通过抽吸导管, 因此并不适合用于颅内取栓。如果使用Mo.Ma装置进行ICA支架植入术, 那么处理颅内病变时还需要更换导引导管, 因此, Mo.Ma很少用于急性卒中的手术。

8.3   要点与难点

- 如果先选择颈动脉支架植入术治疗颈部病变, 再使用支架取栓装置（SR）治疗颅内病变, 我们建议将导引导管推进到新释放支架的远端, 以确保在血栓取出过程中SR和颈动脉支架不会发生缠结。

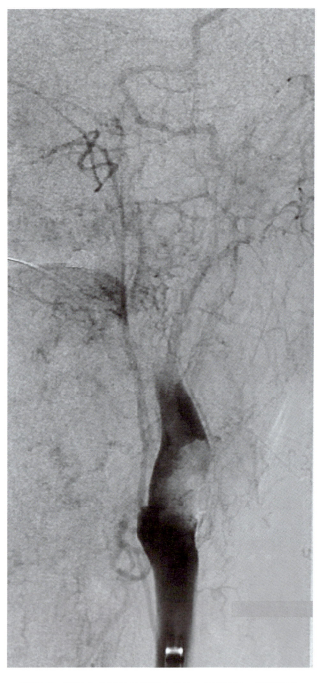

图8.2 颈动脉分叉处的管腔内血栓。正位DSA, 显示颈动脉分叉处有一大块新鲜血栓, 导致颈内动脉（ICA）起始部接近完全闭塞。这种病变极不稳定, 导引导管穿过病变时极易引起远端栓塞, 因此需要植入支架固定血栓

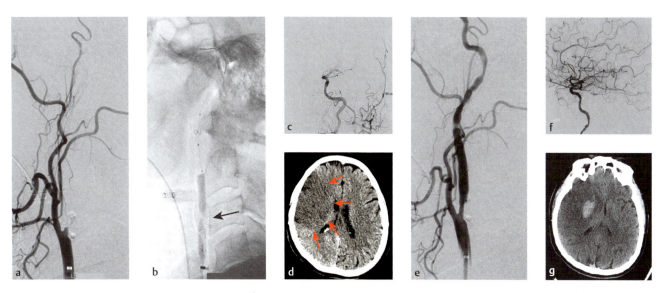

图8.3　颈内动脉（ICA）串联病变：急诊支架植入术高风险病例。a.侧位DSA，右侧ICA造影，显示ICA起始部闭塞。b.路图显示球囊血管成形术。注意球囊中部的"腰"［箭头，4 mm×40 mm Aviator（Cardinal Health）］，这种现象提示狭窄最明显处存在明显钙化。本例患者接受了数次球囊扩张。c.正位DSA，显示颅内ICA末端串联闭塞。d.轴位CT，基线CT显示存在大缺血核心区（箭头），ASPECTS评分＜6分。e.侧位DSA。由于缺血性核心负荷较大，该病例没有进行急诊支架植入。f.DSA，取栓后左ICA造影显示，血管达到TICI 3级再通。g.次日复查头部CT平扫，于右侧基底节区可见小片状出血转化。如果对该患者急诊行支架植入术，则术中必须要给予糖蛋白Ⅱb/Ⅲa药物，术后还需要给予抗血小板药物，这可能导致出血转化加重

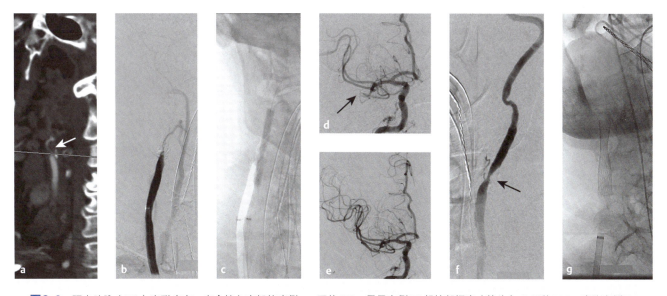

图8.4　颈内动脉（ICA）串联病变：安全植入支架的病例。a.正位CTA，显示右侧ICA起始部闭塞（箭头）。b.正位DSA，确认右侧ICA起始部完全闭塞。c.正位路图，使用5 mm×40 mm的Aviator球囊（Cardinal Health）进行血管成形术。d.DSA，颅内血管造影，显示右侧M2段下干串联闭塞（箭头）。e.DSA显示右侧M2段闭塞处抽吸取栓，成功再通。f.颈部正位DSA右侧颈总动脉（CCA）造影复查。颈动脉分叉处有严重的残余狭窄（箭头）。单纯球囊扩张后容易出现术后早期再闭塞，因此，需要进行行急诊支架植入术。g.透视像，显示植入一枚Xact支架（Abbott）。Xact支架是一种激光雕刻的闭环支架，具有很强的径向支撑力，是治疗这种严重狭窄病变的最佳选择

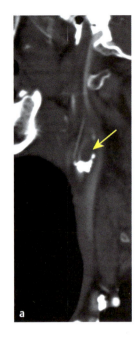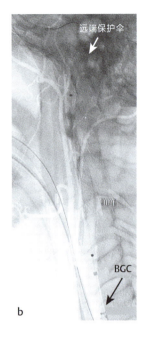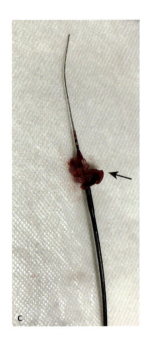

图8.5　BGC和远端保护伞联合使用。a.侧位CTA，提示颈动脉病变为软斑块，同时可能伴有局部的新鲜血栓（箭头）。b.侧位DSA，路图，8F BGC［Cello（Medtronic）］置于颈总动脉（CCA）远端（黑色箭头），远端保护伞［Emboshield NAV6（Abbott）］放置在C1～C2水平上方（白色箭头）。c.远端保护伞捕获到的血栓（箭头）

8.4　病例（视频和图像）

8.4.1　病例8.1 CCA和MCA串联病变及抽吸取栓

- 患者突发右侧偏瘫、左侧凝视偏差和失语（视频8.1；图8.6～图8.11）。

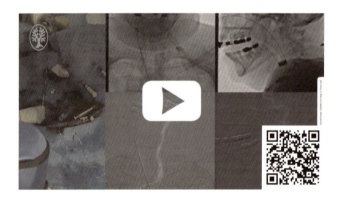

视频8.1　颈总动脉和大脑中动脉的串联病变，抽吸取栓

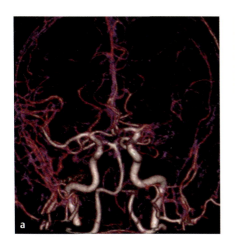
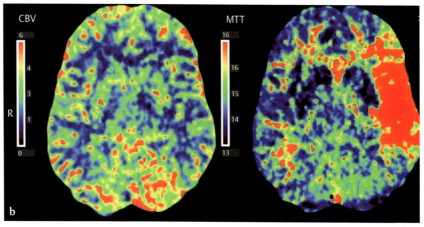

图8.6 基线无创影像。a.CTA 3D重建，显示左侧大脑中动脉M1段闭塞。b.CTP显示左侧大脑半球存在缺血低灌注：脑血容量（CBV；左图）减少、平均通过时间（MTT；右图）延长

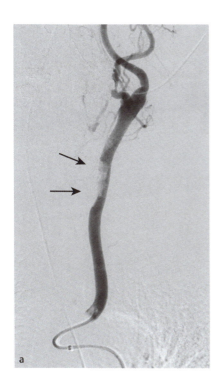
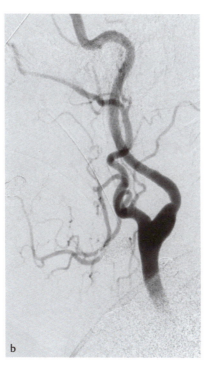

图8.7 左侧颈总动脉（CCA）病变。a.正位DSA，左侧CCA造影，显示左侧CCA中段重度狭窄（箭头），局部可疑新鲜血栓。b.侧位DSA，左侧CCA造影，颈动脉分叉部通畅

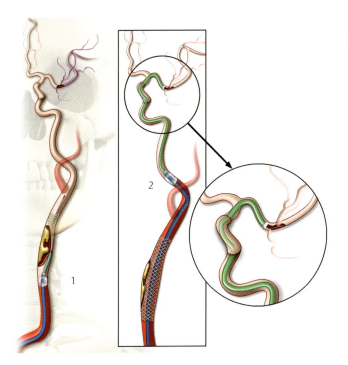

图8.8 本例手术方案示意图。步骤1：先使用颈动脉支架治疗高危的左侧颈总动脉（CCA）病变。步骤2：施行颅内大脑中动脉（MCA）抽吸取栓术

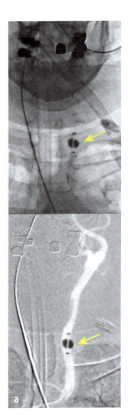
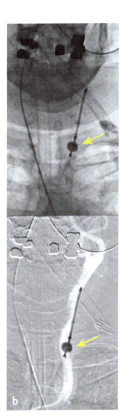
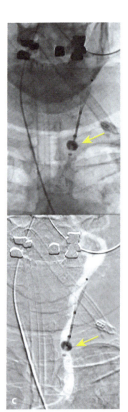
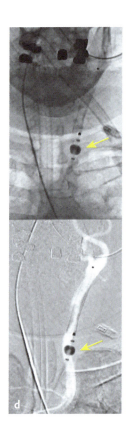
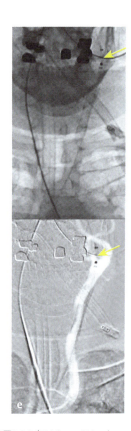

图8.9 颈总动脉（CCA）病变支架植入术。a ~ e.透视像（上图）和路图（下图），正（AP）位视图，显示BGC（Walrus, Q'Apel Medical；每张图片中箭头）位于左侧CCA的狭窄病变近端，充盈球囊后，将直径为10 mm的颈动脉支架［Wallstent（Boston Scientific）］沿0.014 in的微导丝［Spartacore（Abbott）］输送到位并释放，泄球囊，将BGC沿支架输送系统送入左侧颈内动脉（ICA）进行颅内取栓

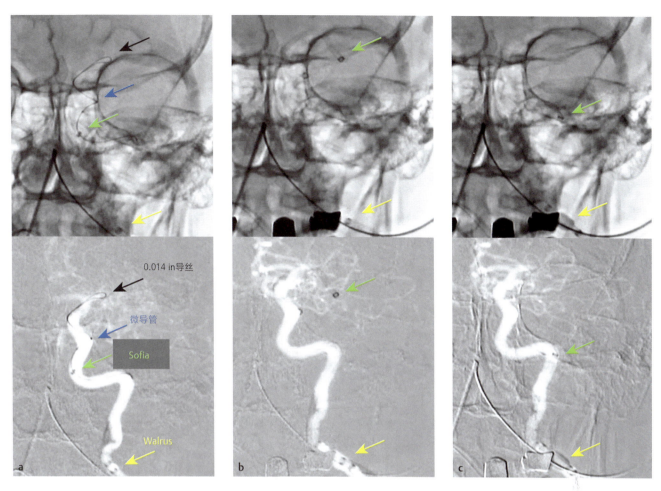

图8.10　左侧大脑中动脉（MCA）抽吸取栓术。a ~ c.透视像（上图）和路图（下图），AP位视图，显示BGC（黄色箭头，Walrus, Q'Apel Medical）位于左侧ICA，将抽吸导管［绿色箭头，6F Sofia（MicroVention）］在0.014 in微导丝［黑色箭头，Synchro（Stryker）］和0.025 in 微导管［蓝色箭头，Velocity（Penumbra）］的辅助下超选输送。注意图c中回撤抽吸导管时，BGC球囊应保持充盈状态

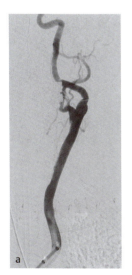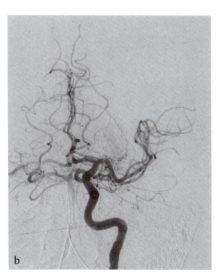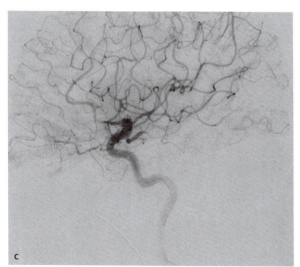

图8.11　取栓后最终DSA。a.正（AP）位DSA，左侧颈总动脉（CCA）造影，显示支架植入后左侧CCA通畅。AP位DSA（b）和侧位DSA（c），显示左侧大脑中动脉（MCA）完全复流，达到TICI 3级再通

8.4.2 病例8.2 ICA串联闭塞及支架取栓

- 急诊入院的完全性失语患者，伴有右侧偏瘫和右侧偏盲（视频8.2；图8.12 ~ 图8.17）。

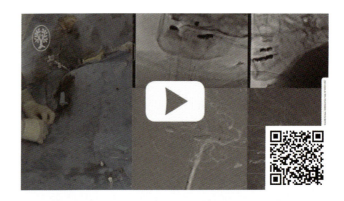

视频8.2 颈内动脉的串联病变，支架取栓

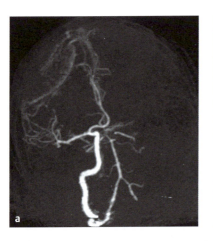

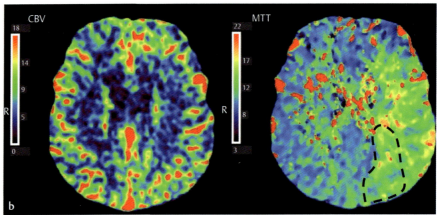

图8.12 基线无创影像。a.CTA 3D重建，显示左侧颈内动脉（ICA）和大脑中动脉（MCA）增强信号缺失。b.CTP图像显示左半球存在缺血低灌注：脑血容量（CBV；左图）减少、平均通过时间（MTT；右图）延长，左侧大脑后动脉（PCA）供血区域也被累及（轮廓线标注区域），表明患者可能存在胚胎型大脑后动脉的解剖变异

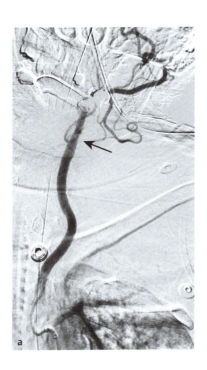

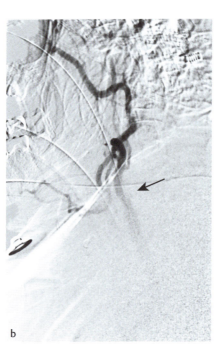

图8.13 左侧颈内动脉（ICA）起始部闭塞。AP位DSA（a）和侧位DSA（b），左侧颈总动脉（CCA）超选造影，显示ICA分叉处闭塞（箭头）

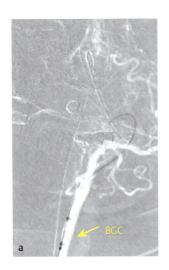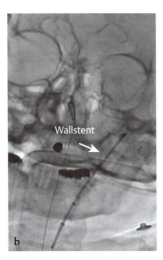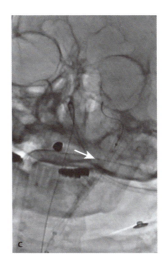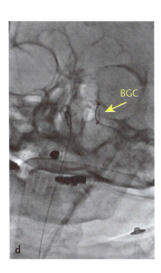

图8.14　颈内动脉（ICA）病变支架植入术。a.左侧颈总动脉（CCA）造影，AP位路图，显示BGC［箭头，Walrus（Q'Apel Medical）］置于左侧CCA的远端。b.AP位透视像，显示颈动脉支架［箭头，Wallstent（Boston Scientific）］沿0.014 in导丝［Spartacore（Abbott）］输送。c.AP位透视像，Wallstent完全释放（箭头）。d.AP位透视像，显示BGC（箭头）越过支架进入ICA颈段

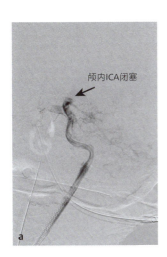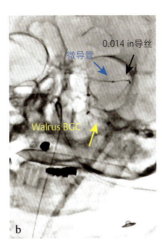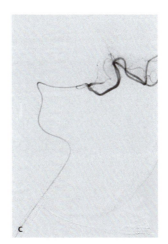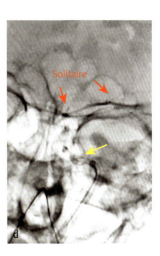

图8.15　左侧颈内动脉（ICA）末端支架取栓。a.左侧ICA造影，AP位视图，显示左侧ICA末端串联闭塞（箭头）。b.AP位透视像，显示BGC［黄色箭头，Walrus（Q 'Apel Medical）］位于ICA岩骨段，选择0.025 in的微导管［蓝色箭头，Velocity（半影）］在0.014 in的导丝［黑色箭头，Synchro（Stryker）］引导下穿过血栓。c.DSA，微导管超选造影，确认微导管位置。d.AP位透视像，显示支架取栓装置。BGC球囊充盈控制近端血流后，将6 mm× 40 mm的Solitaire支架（红色箭头，Medtronic）回撤

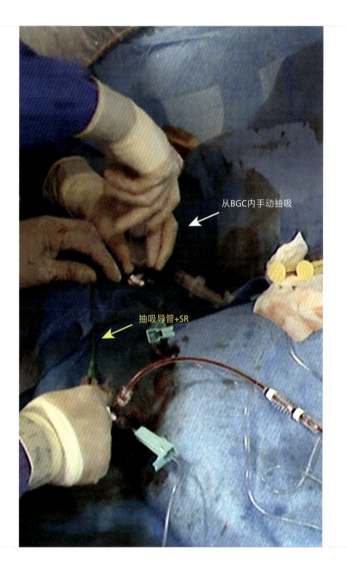

图8.16　BGC保护下的支架取栓术。照片显示术者正在从BGC（白色箭头）内进行抽吸，而另一术者正在回撤取栓支架和抽吸导管（黄色箭头）

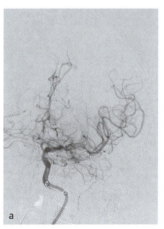
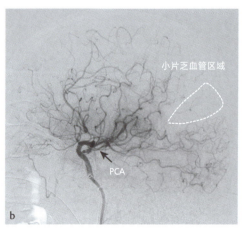

图8.17　取栓后最终的左侧颈内动脉（ICA）造影，正（AP）位视图（a）和侧位视图（b），显示远端仍有一小片乏血管区域（轮廓线标注区域），但左侧大脑中动脉（MCA）主干通畅，达到ETICI 2C级再通。注意左侧大脑后动脉（PCA）（箭头）显影，证实了我们术前分析CTP图像（图8.12b）时的怀疑，左侧PCA由颈内动脉供血

第9章　大脑中动脉近端闭塞——支架取栓术

概述

支架取栓是目前治疗颅内大血管急性闭塞最常用的一线治疗方法。自从2015年发表的几项独立的随机试验证实了这种治疗方法在LVO患者中的安全性和有效性以来，这一技术彻底改写了急性脑血管病的治疗历史，而大脑中动脉近端急性闭塞则是上述高质量研究中最常见的病变部位。经典的手术过程是支架取栓装置定位释放，然后在捕获、移除血栓后撤出体外，临床上也由此衍生出了多种改良的取栓技术方法来处理大脑中动脉M1段近端病变，本章将对这些技术做相关阐述。

关键词： 球囊导引导管、大脑中动脉、取栓支架、取栓术

9.1　解剖与影像学特征

- 大脑中动脉的解剖结构差异很大，认识并识别相关的差异是提高手术安全性和精准判断手术疗效的保证（图9.1，图9.2）。目前尚缺乏以血管内治疗为目标来划分大脑中动脉分段的统一方法——是否应以分支节段的次序来分段，还是以不同节段的走行方向分段（水平段：M1段；沿岛叶表面垂直走行：M2段；侧裂顶部水平走行：M3段），抑或是以供应的范围分段。

- 抽吸取栓在术中只需要定位栓子近端，而支架取栓直接需要更详细了解血栓形态。理想状态下，取栓支架应选择更大的尺寸，支架长度应足以覆盖栓子以远，一般要求支架长度的1/3要越过血栓，覆盖远端（图9.3）。这样选择支架理论上可以保证取栓支架在回撤的过程中如果有血栓沿着支架发生滚动，取栓支架的远端部分可以继续抓捕血栓，防止出现栓子碎裂及远端栓塞。很多术者认为取栓支架可以选择较靶血管直径更大一点的型号，原因是支架在取栓过程中会被拉伸，可导致其相对直径变小。

- 如果患者侧支循环好，造影剂常可通过侧支循环充盈闭塞段远端的M2或者M3段，术前可在CTA中比较容易地判断出血栓的远端位置（图9.4）。但是在侧支代偿相对较差的患者中，经常只能判断出血栓的近端位置。此外，利用微导丝引导微导管越过闭塞病变后，撤出微导丝并利用微导管造影也可以用来协助判断血栓远端的大体位置。同时，微导管超选造影也可以确定微导管的位置是否位于真腔以及确定是否发生了血管穿孔（图9.5）。如果怀疑发生了造影剂外渗，可立即行C臂CT检查予以明确。

9.2　技术要点及关键步骤

- 支架取栓术通常可使用以下类型的导管建立通路：球囊导引导管（Balloon Guide Catheter，BGC）、长鞘联合中间导管以及BGC联合中间导管，上述通路中配合应用取栓支架进行操作。

- 为了确保抽吸导管联合取栓支架更高效，关键的环节是确保不能强行把取栓支架全部回撤至抽吸导管内，以避免血栓受到抽吸导管的切割（图9.6）。术者在回拉支架过程中常会感到一种血栓的"捕获"感，这种感觉表明抽吸导管头端已接触到血栓近端（图9.7）。此时，应将取栓支架和抽吸导管作为整体一起撤入导引导管。回撤过程中，抽吸导管的Y阀尾端最好连接抽吸泵进行持续负压抽吸，而如果是利用负压注射器保持抽吸导管负压，同时回拉取栓支架和抽

吸导管的操作可能会变得相对复杂。

- 微导丝头端J形塑形后可以在穿过闭塞段时更容易进入远端主要分支，而不是更容易受损的较细小的分支（图9.8）。

9.3　要点与难点

- 取栓后靶血管残余狭窄可能是颅内动脉粥样硬化狭窄病变（ICAS）的征象，如果残余狭窄程度为中、重度，且没有明确的抗血小板药物使用禁忌，则可考虑急诊颅内支架植入术（图9.9）。对于取栓术后出血风险较高的患者（如CT/CTP检查提示大核心梗死），可以考虑单纯球囊扩张成形术，因为单纯球囊扩张成形术后抗血小板药物并非必

须使用。

- 如果怀疑存在严重狭窄，且在取栓支架完全释放状态回拉支架时遇到较大的阻力，则不要强行回拉支架，以避免牵拉血管造成损伤甚至破裂，更稳妥的办法是跟进微导管回收取栓支架并撤出，终止取栓手术。对于此类患者，应将球囊扩张成形或支架植入术作为首选治疗策略（参见第11章）。

- 取栓支架牵拉刺激也可能造成靶血管痉挛，尤其是对于解剖结构较为迂曲的血管节段（图9.10）。此时，动脉内局部注射5～10 mg维拉帕米是有效的，动脉给药的途径既可以是通过中间导管给药，也可以通过微导管直接注射至受累动脉部位。

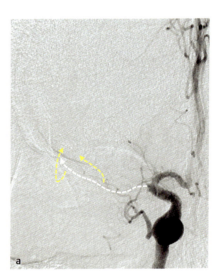
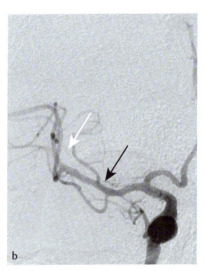
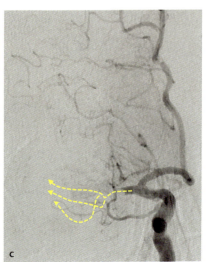
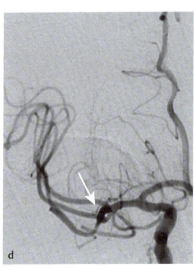

图9.1　大脑中动脉起始部变异病例。a.正位DSA，右侧颈内动脉造影，可见右侧大脑中动脉M1起始部闭塞。白色虚线显示的是微导丝最可能通过的方向，尤其是将导丝J形塑形时；黄色虚线显示的是导丝其他可能的前进方向。由于取栓时导丝通过闭塞段是"盲"穿的，因此熟悉大脑中动脉的变异可有助于术者预防和识别导丝穿孔并发症。b.靶血管再通后证实该患者的大脑中动脉水平段非常长（白色箭头）。有时大脑中动脉的分叉处在更近心端（黑色箭头），同时本例大脑中动脉是一个三分叉的结构，其中一个M2分支比其他两支粗得多。c.正位造影，右侧颈内动脉造影可见M1近端闭塞。虚线部分标示了导丝通过闭塞病变时几种可能的方向。d.靶血管再通后的影像很明显地显示出该患者大脑中动脉三分叉，M1水平段相对较短

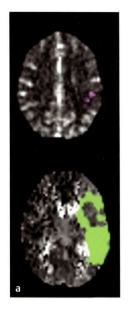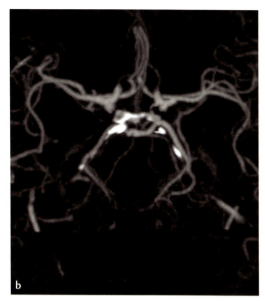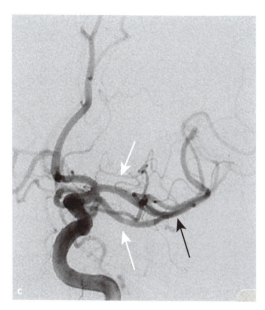

图9.2　大脑中动脉双干变异。a.CT灌注成像显示左侧大脑中动脉大片低灌注区（上图：核心梗死区；下图：缺血半暗带）。b.尽管CT血管成像（CTA）中可以看到左侧大脑中动脉的显影，但因为存在较大面积的缺血区域，同时患者有明显的临床症状且与可疑责任病灶匹配，所以仍然对患者进行了急诊造影评估。c.标准正位DSA显示左侧大脑中动脉两条主干（白色箭头），其中一条主干的近端可见动脉闭塞（黑色箭头），这也解释了低灌注的存在的原因和患者的临床表现

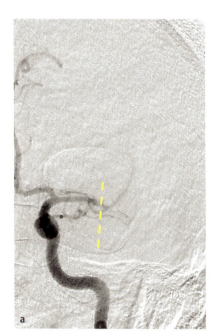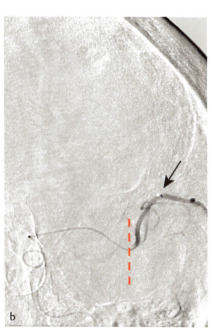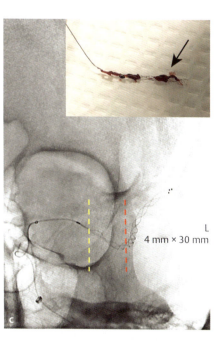

图9.3　从DSA图像估算血栓长度。a.标准正位造影显示左侧大脑中动脉M1段闭塞。虚线部分为血栓近端的位置。该患者的软脑膜代偿较差，闭塞血管远端情况不明。b.微导管通过闭塞段后行微导管造影，可见造影剂反流并止于血栓的远端（红色虚线）。黑色箭头指示的是微导管的头端。c.透视像可见打开的取栓支架（Trevo支架，Stryker）。取栓支架释放的位置比较理想，近端钳夹住栓子，支架主体大部分位于栓子远端。采用这种支架释放定位方式的目的，是在取栓支架回拉的过程中一旦出现栓子碎裂的情况，远端的支架部分可以起到抓捕碎栓子、减少逃逸的作用。黄色和红色虚线之间所标识的部分即为血栓。图片右上角的实例照片显示，即便是出现了栓子的移位（黑色箭头），依然可被支架的远端部分捕获

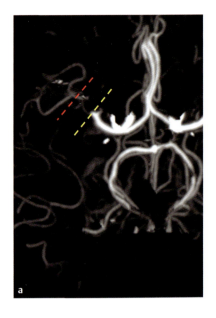
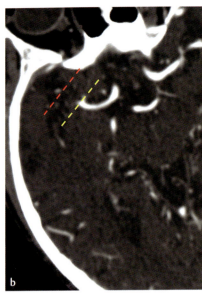

图9.4　基于CTA重建图像预判血栓的长度。a.CTA三维（3D）重建图像显示，右侧大脑中动脉近端充盈缺损，提示可能是栓子远、近端位置（黄色及红色虚线之间的位置）。b.轴位图象显示，右侧大脑中动脉M1段充盈缺损（黄色及红色虚线之间的部分即为栓子的远、近端）

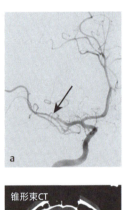
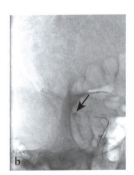
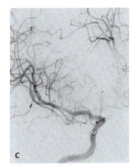
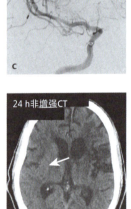
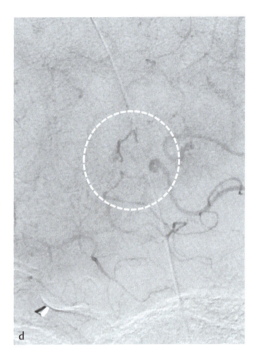
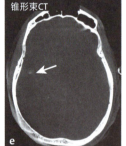
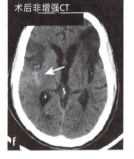

锥形束CT　术后非增强CT　24 h非增强CT

图9.5　取栓术中的血管损伤。a.正位DSA，右侧颈内动脉造影，可见大脑中动脉近端闭塞（箭头）。b.透视像显示取栓支架定位释放（Solitaire，Medtronic），箭头指示术中同时采用0.070 in内径中间导管进行血栓抽吸。c.取栓术后正位造影，可见大脑中动脉前向血流恢复。d.取栓后侧位造影，放大影像可见局部可疑造影剂外渗（虚线圆圈）。由于取栓过程中未行微导管超选造影，因此很难判断这一血管损伤是在微导丝或微导管超选过程中发生，还是取栓后出现。复查造影显示造影剂外渗并未明显增加，提示损伤的血管可能已自我修复。e.术中CT可见外侧裂内少量的造影剂外渗（箭头）。f.术后非增强CT检查显示，可疑血管损伤的相应区域仅有少量的造影剂渗出，提示可能有少量出血（箭头）。g.术后24 h非增强CT可见造影剂外渗区域的高密度信号（箭头）。大多数情况下，靶血管区域内局部少量造影剂外渗是可以自愈的，并不会产生明显的临床症状

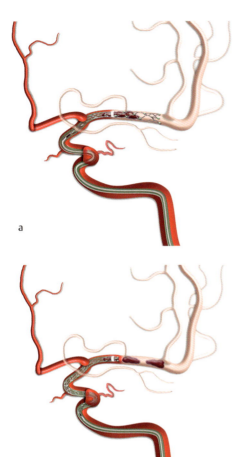

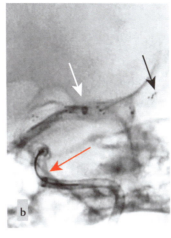

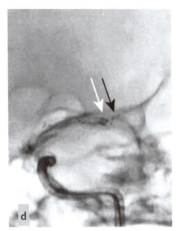

图9.6　取栓支架联合抽吸取栓。a.手绘示意图显示理想状态下的取栓支架抓取血栓及抽吸导管的定位位置。抽吸导管（绿色）一般只接触血栓的近端。b.术中透视像显示抽吸导管的头端位置（白色箭头）及其与取栓支架位置的关系（Solitaire，黑色箭头）。此时，取栓支架和抽吸导管可以同步回撤至长鞘内（红色箭头）。c.手绘示意图显示如果强行将取栓支架的全部回收入中间导管，会造成栓子的切割、碎裂和下游动脉栓塞。尤其是术中遇到大负荷血栓时，这种操作会导致栓子碎裂、逃逸的可能性增加。d.术中透视像，显示取栓支架（黑丝箭头）基本上完全撤入抽吸导管内（白色箭头）

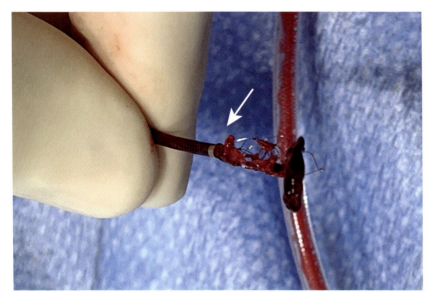

图9.7　取栓支架联合抽吸导管取栓照片，显示抽吸导管捕获到栓子近端（箭头），取栓支架网丝卡住了血栓的剩余部分（Solitaire，Medtronic）

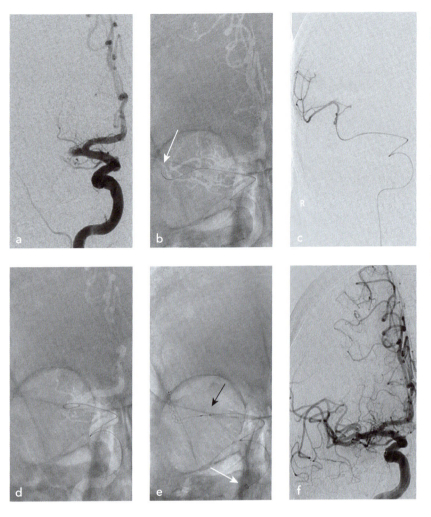

图9.8 微导丝、微导管通过大脑中动脉闭塞段。a.右侧颈内动脉正位造影，显示大脑中动脉M1段闭塞。b.路图指导下，几乎直头的0.014 in微导丝（箭头位置）通过闭塞段（Sychro微导丝，Stryker）。c.跟进微导管后超选造影显示远端无明显造影剂外渗，但需要注意的是这支血管是一个较细的分支。d.再次路图下超选，将微导丝头端塑形为J形，顺利进入另外一支粗大的大脑中动脉分支。e.透视像可见定位释放的取栓支架（Trevo，Stryker）。箭头所指为微导管的头端，白色箭头所指为抽吸导管位置。f.取栓后右侧颈内动脉造影。需要注意的是大脑中动脉M2各分支的直径差异明显，因此超选通过闭塞段时对微导丝头端进行J形塑形是非常有必要的

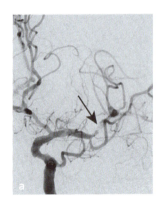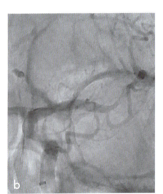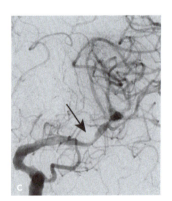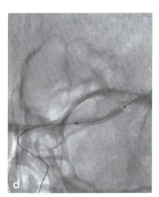

图9.9 支架植入术治疗取栓术后残余重度狭窄。a.正位造影显示血栓位于大脑中动脉M2近端（箭头）。b.取栓支架定位释放后透视像注射造影剂（Trevo，Stryker），可见左侧大脑中动脉前向血流瞬时再通，起到了"临时血管内搭桥"的作用。c.支架取栓术后造影可见局部疑似重度残余狭窄（箭头）。d.透视下于狭窄部位释放2.25 mm×14 mm球扩支架（Integrity，Medtronic）

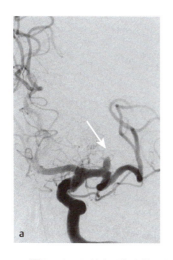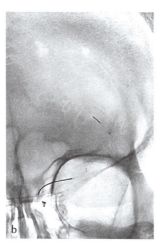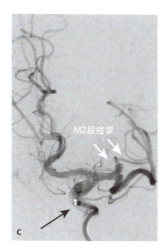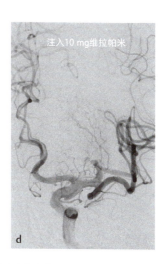

图9.10　取栓术后靶血管局部痉挛，局部注射维拉帕米治疗。a.正位造影显示左侧大脑中动脉M2段闭塞（箭头），M1段与M2段血管长轴成90°角。b.透视像显示EmboTrap取栓支架定位释放（Cerenovus）。c.取栓后造影显示术前闭塞的M2段血管出现血管痉挛（白色箭头），经黑色箭头指示的中间导管缓慢注入10 mg维拉帕米。d.左侧颈内动脉造影显示，注射维拉帕米几分钟后，M2段血管完全恢复正常

9.4　病例（视频和图像）

9.4.1　病例9.1　利用长鞘、中间导管及取栓支架组合治疗大脑中动脉M1段闭塞

- 患者突发右侧肢体活动不灵、言语不清，NIHSS评分＞20分，具体发病时间不详。此病例中所使用的治疗策略是我们最常用的取栓操作技术之一（视频9.1；图9.11～图9.17）

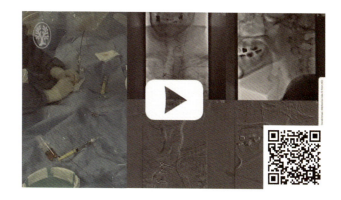

视频9.1　利用长鞘、中间导管及取栓支架组合治疗M1段闭塞

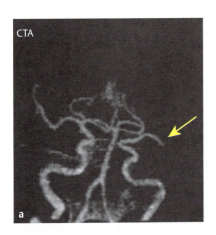

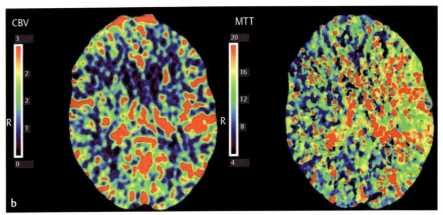

图9.11 基线无创影像。a.CTA 3D重建显示左侧M1段闭塞（箭头）。b.CTP图像显示左侧半球存在缺血低灌注：脑血容量（CBV；左图）减少、平均通过时间（MTT；右图）延长

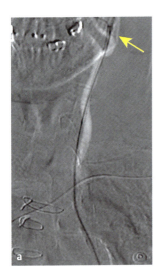

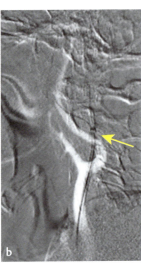

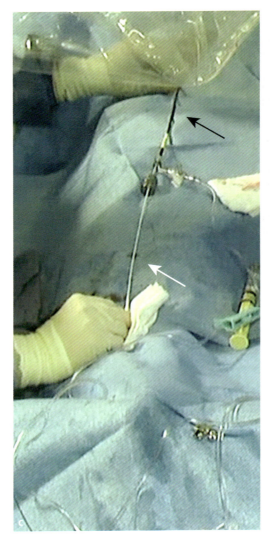

图9.12 于左侧颈内动脉建立治疗通路。正位路图（a）及侧位路图（b），显示在0.035 in导丝及多功能VTK导管辅助下，将内径0.088 in的长鞘超选到位（箭头，NeuroMax导管，Penumbra）。从侧位图像上可以清晰地看到，颈内动脉起始部的迂曲在长鞘通过后被拉直。c.照片显示长鞘（黑色箭头）正沿多功能VTK导管（白色箭头）向前推送

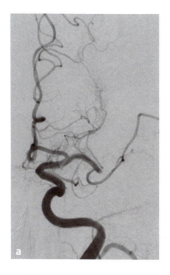
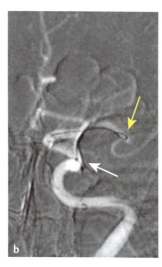
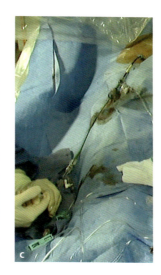
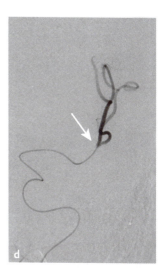

图9.13　基线DSA造影及通过闭塞段。a.正位造影显示左侧大脑中动脉M1段闭塞。b.路图，显示微导丝头端J形塑形后通过闭塞段（黄色箭头，Synchro，Stryker）。这种操作可以保证微导丝进入粗大的大脑中动脉分支。白色箭头所指为0.025 in微导管（Velocity，Penumbra）和6F Sofia抽吸导管的头端（MicroVention）。c.照片显示术者使用3mL注射器进行微导管造影。d.微导管造影（箭头）证实微导管位于远端分支的安全位置，可进行后续的取栓操作

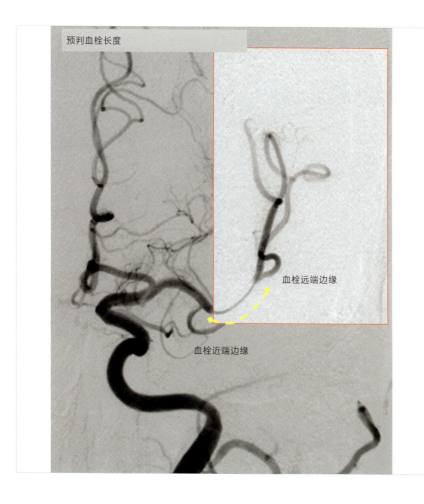

预判血栓长度

血栓远端边缘

血栓近端边缘

图9.14　通过DSA预判血栓长度。微导管到位后经导引导管和微导管同步造影（红色方框）的正位图像，黄色虚线标示血栓所导致的充盈缺损区域。术中明确血栓的长度有助于术者选择大小更合适的取栓支架，同时更好地定位释放取栓支架，提高取栓效率

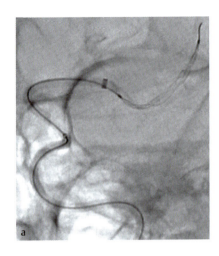
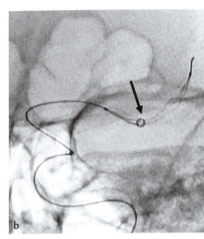

图9.15　进行支架取栓操作。a.透视像局部放大图，调整工作角度，显示Tigertriever取栓支架（Raipid Medical）的释放情况。该取栓支架的编织设计使得术者可以根据靶血管情况手动调节其直径。b.透视像局部放大后可见中间导管跟进至血栓近端进行抽吸（箭头）

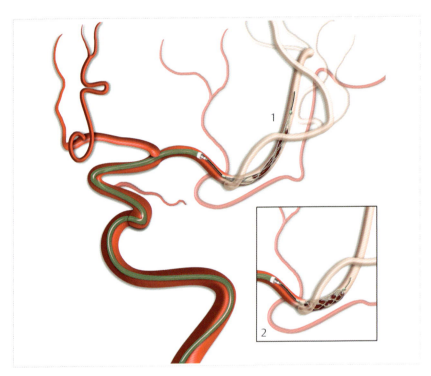

图9.16　手绘示意图解析Trigertriever支架的释放及取栓过程。步骤1：取栓支架到位释放。步骤2：术者通过系统尾端调节杆调整取栓支架的长度，改变取栓支架的直径，以更好地捕获栓子

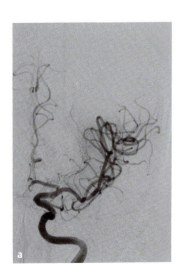
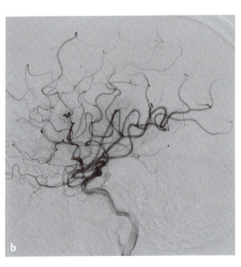

图9.17　取栓术后DSA。正位图像（a）和侧位图像（b）显示靶血管获得满意再通

9.4.2　病例9.2　利用球囊导引导管、中间导管及取栓支架组合治疗大脑中动脉M1段闭塞

- 患者突发左侧肢体活动不灵，在此病例中，球囊导引导管（BGC）的使用为取栓支架联合抽吸导管的取栓术式增加了近端血流控制的优点（视频9.2；图9.18 ～图9.23）。

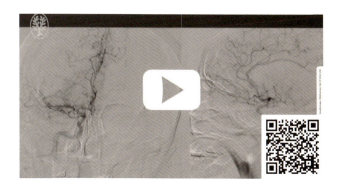

视频9.2　利用球囊导引导管、中间导管及取栓支架组合取栓治疗M1段闭塞

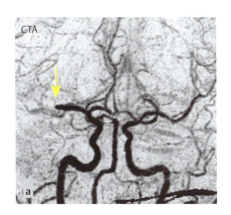
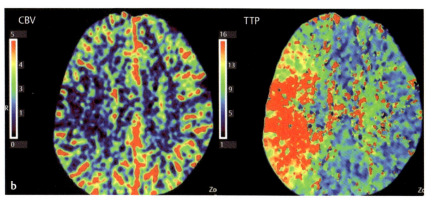

图9.18　基线无创影像。a.CTA 3D重建显示右侧M1段远端闭塞（箭头）。b.CTP图像显示右侧大脑半球较小的核心梗死区，脑血容量（CBV；左图）尚可，达峰时间（TTP；右图）延长

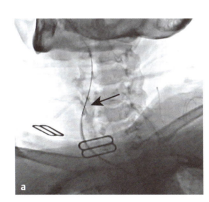
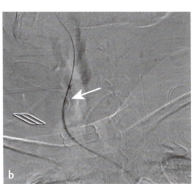
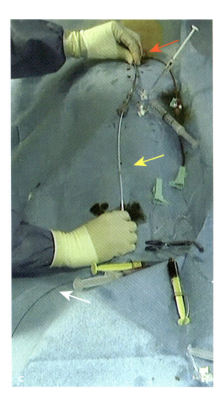

图9.19　于右侧颈内动脉内插入BGC建立通路。正位透视像（a）和路图（b），显示0.035 in导丝和多功能VTK导管（Cook）辅助BGC超选到位（箭头，Walrus，Q'Apel Medical）。c.照片显示BGC沿多功能VTK导管（黄色箭头）及导丝（白色箭头）组合同轴超选。此类情况下需使用9F短鞘建立入路（红色箭头）

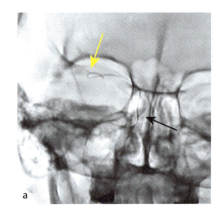

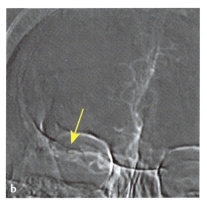

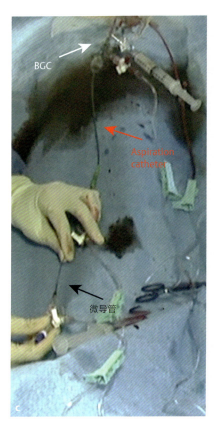

图9.20　通过M1闭塞段。正位透视像（a）和路图（b）显示J形头端的0.014 in微导丝通过M1闭塞段（黄色箭头，Synchro导丝，Stryker）。黑色箭头所指为0.025 in微导管的头端（Velocity，Penumbra）。c.照片显示BGC（白色箭头）、中间抽吸导管［红色箭头，React（Medtronic）］及微导管（黑色箭头）三者同轴

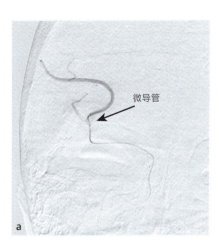

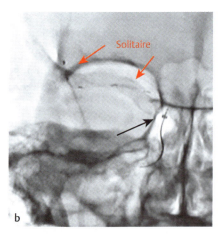

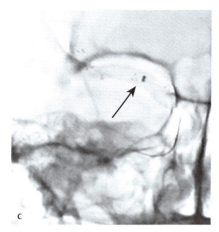

图9.21　支架取栓术。a.微导管超选到位后造影明确微导管位置良好，适合取栓支架输送。b.正位透视像可见取栓支架的定位情况（红色箭头，Solitaire，Medtronic）。黑色箭头标示处为抽吸导管。c.透视像显示支架的回撤。将抽吸导管向M1段近端推送（箭头），直至术者感觉到"卡顿"。这种卡顿的阻力感表明导管可能已经到达血栓近端

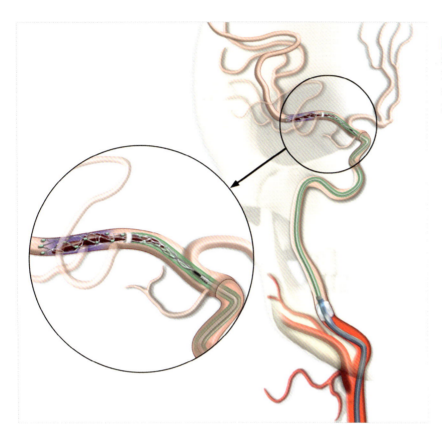

图9.22　手绘示意图解析支架取栓术。充盈BGC球囊，阻断颈内动脉前向血流。取栓支架钳夹栓子回撤，栓子近端卡在抽吸导管头端，抽吸导管和支架同步回撤。圆圈内放大图显示在取栓过程中血栓的位置

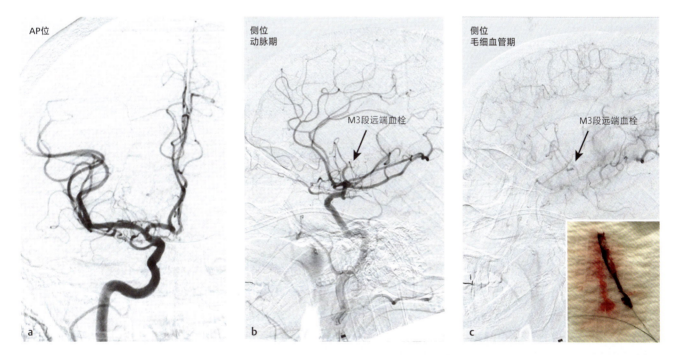

图9.23　取栓术后造影。a.正位造影显示闭塞的M1段再通。b.侧位造影动脉期可以看到远端M3段分支充盈缺损（箭头）。c.侧位造影毛细血管期可见闭塞M3分支供血区域无造影剂染色（箭头），因此该靶血管最终TICI 2C级再通，而不是3级。考虑M3段闭塞的血管直径较小，且位于右侧大脑半球，术者没有对其进行进一步干预。图中插入的照片显示Solitaire取栓支架捕获的血栓

9.4.3 病例9.3 大脑中动脉M2段闭塞支架取栓及靶血管痉挛

- 患者因大脑中动脉近端M2段闭塞行取栓支架取栓治疗，术后出现大脑中动脉血管痉挛。该病例展示了靶血管痉挛的识别及处理方法（视频9.3；图9.24 ~ 图9.29）

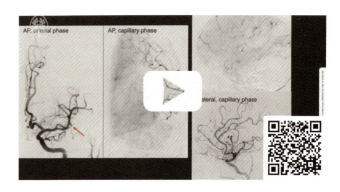

视频9.3 支架取栓治疗M2段闭塞及血管痉挛

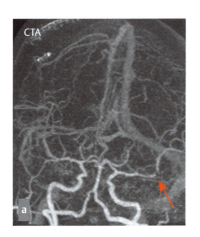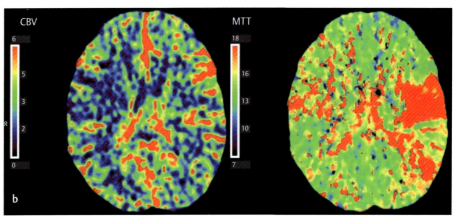

图9.24 基线无创影像。a.CTA重建图像可见左侧M2段急性闭塞（箭头）。b.CT灌注成像显示相应区域的脑血容量（CBV）无明显变化，但平均通过时间（MTT）延长

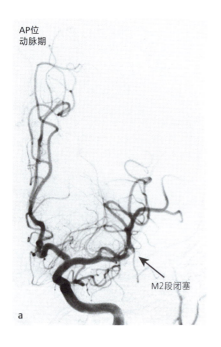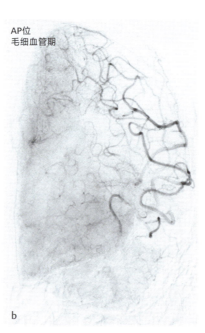

图9.25 基线造影。a.左侧前循环正位造影动脉期，显示左侧大脑中动脉M2段闭塞（箭头）。b.正位造影毛细血管期，证实M2段闭塞较短，前向血流明显受限，即血流延迟效应（Flow-Limiting Effect）

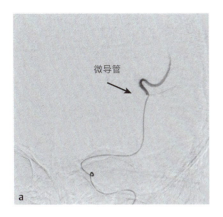

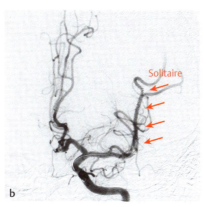

图9.26 支架取栓术。a.微导管超选到位后，造影明确微导管位于左侧大脑中动脉M3段分支真腔内（箭头）。b.正位造影可见取栓支架的展开情况（红色箭头，Solitaire，Medtronic）。取栓支架打开后对血栓产生推挤效应，靶血管前向血流部分恢复

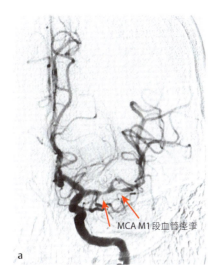

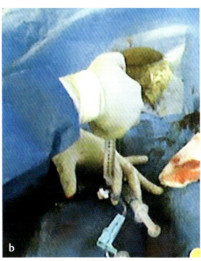

图9.27 支架取栓引起的血管痉挛。a.取栓术后正位造影，显示左侧大脑中动脉M1段血管痉挛（箭头），可能是拉出血栓、支架和导管的过程中牵拉刺激血管所致。这种情况下可通过局部动脉内注射钙离子拮抗剂维拉帕米（数分钟内给药10~20 mg）有效缓解痉挛。b.照片显示术者正在经导引导管注入维拉帕米

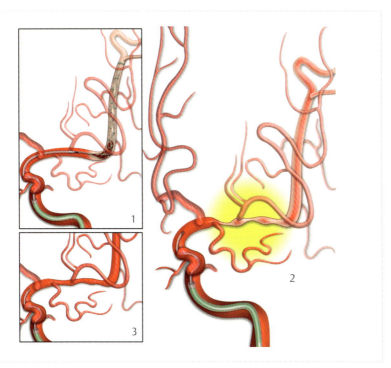

图9.28 手绘示意图解析说明取栓后靶血管痉挛的处理。步骤1：支架取栓操作。本例中因M1与M2成角较大，使得该段血管在取栓后容易出现牵拉导致的血管痉挛。步骤2：M1段血管痉挛导致严重的局部管腔狭窄（突出显示区域）。如果不及时处理血管痉挛，可能会有新的血栓形成。步骤3：输注药物后再次造影显示大脑中动脉近端血流较前改善

10 min后注射维拉帕米

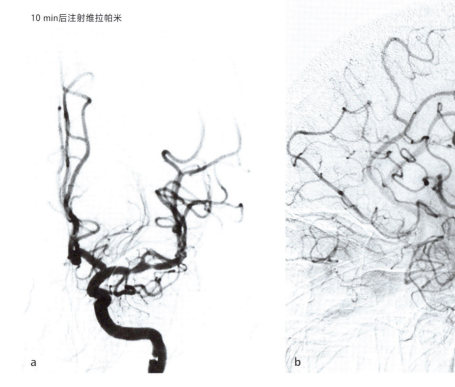

a   b

图9.29 取栓术后最终造影。a.正位造影可见左侧大脑中动脉M1段直径部分恢复。可以重复注射维拉帕米，但这种操作往往是不必要的，因为维拉帕米的解痉作用一般在使用后的20 ~ 30 min达到峰值。b.侧位造影显示左侧大脑中动脉血流完全恢复，TICI 3级

9.4.4　病例9.4　多次取栓后靶血管再通失败

- 右侧大脑中动脉近端急性闭塞患者，入院后紧急行取栓术。该患者术前CT平扫及CT灌注成像均提示核心梗死区较大（视频9.4；图9.30 ~ 图9.34）

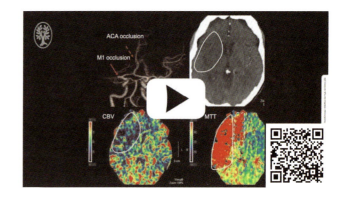

视频9.4 多次支架取栓后再通失败

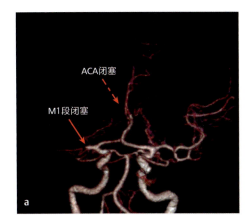

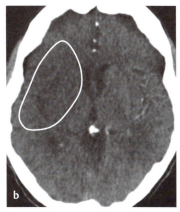

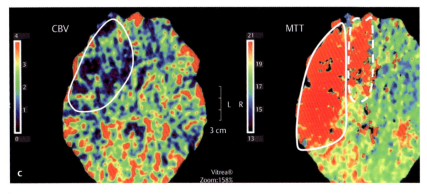

图9.30　基线无创成像。a.CTA三维重建显示右侧M1段闭塞（箭头），同时合并右侧大脑前动脉闭塞（虚线箭头）。b.CT平扫显示较大核心梗死区（圈选区域）。c.CT灌注成像证实为大核心梗死区，表现为血容量（CBV）显著下降（右侧），同时右侧大脑中动脉（实线框选区）及大脑前动脉（虚线框选区）区域的平均通过时间（MTT）延长

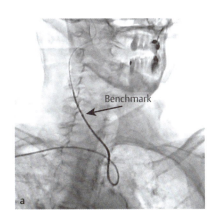

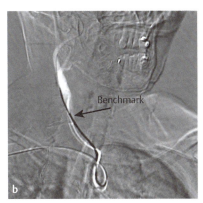

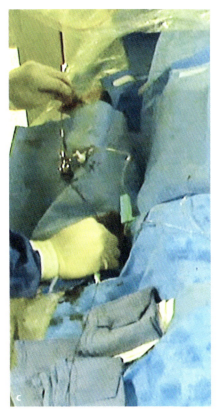

图9.31　经桡动脉入路建立右侧颈内动脉治疗通路。正位透视像（a）及路图（b），显示0.071 in Benchmark导引导管置于右侧颈内动脉（箭头，Penumbra），该患者选择经桡动脉入路进行取栓的原因是术前主动脉弓上CTA评估显示路径较为迂曲。c.照片显示术者沿0.035 in导丝推送导引导管

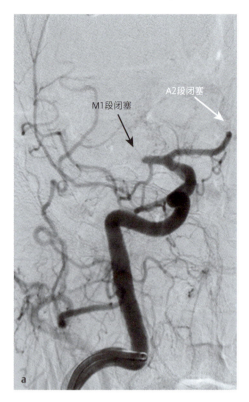

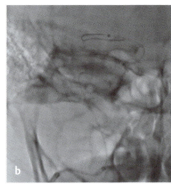

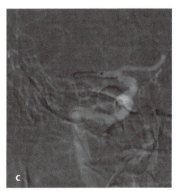

图9.32　通过闭塞病变。a.经右侧颈内动脉正位造影，可见右侧大脑中动脉M1段闭塞（黑色箭头），合并右侧大脑前动脉A2段近端闭塞（白色箭头）。b、c.透视像及正位路图，显示术者选择0.014 in微导丝引导微导管通过M1段闭塞

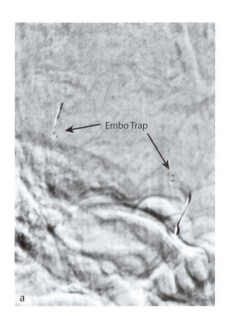

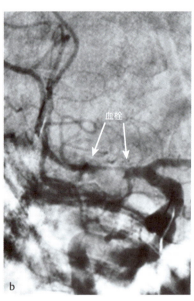

图9.33　EmboTrap取栓支架到位释放。a.正位透视像，显示EmboTrap取栓支架（箭头，Cerenovus）定位、释放于右侧大脑中动脉近端。b.经右侧颈内动脉正位造影，可见EmboTrap支架对血栓形成侧向推挤（箭头指示血栓的远、近端位置），临时性恢复前向血流，即所谓"临时血管内搭桥"

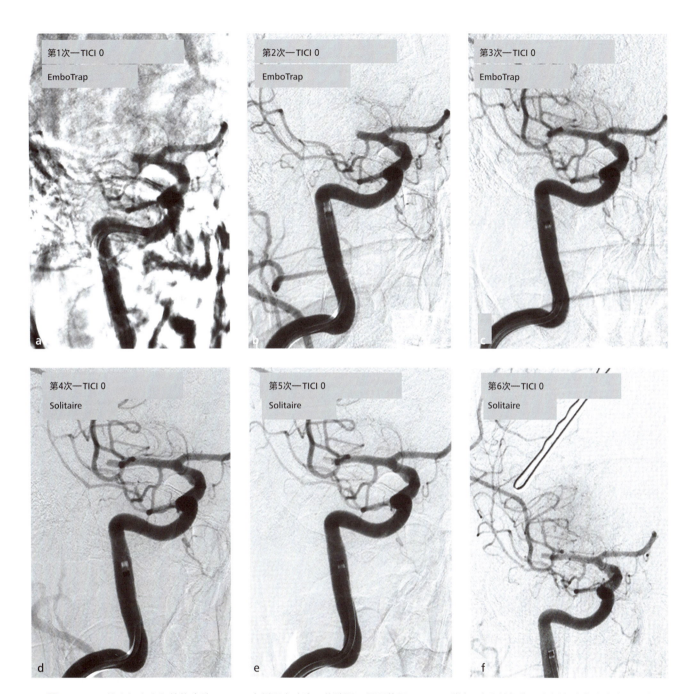

图9.34　取栓支架多次取栓均失败。a～c.右侧颈内动脉正位造影，显示使用EmboTrap进行3次取栓操作，右侧大脑中动脉主干没有再通。d～f.经右侧颈内动脉正位造影，更换为Solitaire取栓支架后再行3次取栓操作（Medtronic）仍再通失败。考虑到基线影像显示核心梗死、多次取栓操作仍未再通，同时取栓3次以上血管损伤风险明显增加，术者遂决定停止手术

第10章 大脑中动脉近端闭塞——抽吸取栓术

概述

抽吸优先、直接抽吸、联合抽吸和简单直接抽吸首发技术（ADAPT）都是使用现代的抽吸导管去除闭塞大血管（LVO）血栓的常用方法。随着对抽吸导管和抽吸泵的不断改良，导管的到位性能和抽吸能力得到了提高，再加上抽吸技术操作简单、成本低廉，抽吸取栓已成为取栓的常用方法。

关键词：抽吸术，大脑中动脉，眼动脉，取栓术

10.1 解剖与影像学特征

- 对于富红细胞血栓、轻至中度血栓负荷的病例，我们通常采用抽吸优先的策略（图10.1）；对于大负荷血栓依然使用支架取栓（SR），否则可能需要多次反复抽吸。

- 目前，尚无经过充分验证的临床或影像学预测指标（如血栓长度、位置或影像特征）能够帮助术者准确识别出更适合首选抽吸或首选SR的患者。明显钙化病变不适合抽吸，也不适合支架取栓（图10.2）。在这种情况下，应该考虑血管成形术和支架植入术（参见第11章）。

- 颈内动脉（ICA）颅内段明显迂曲会影响抽吸导管向大脑中动脉闭塞部位超选，导管推进会变得非常困难。克服这类解剖难题的技术将在下文中讨论。

10.2 技术要点及关键步骤

- 抽吸导管不能到达闭塞部位是抽吸取栓"失败"的主要原因之一。通路导管提供稳定可靠的支持是确保抽吸导管安全、快速到位的关键（图10.3）。最新的0.088 in导管可以提供更长的长度（100～110 cm）、更柔软的远端节段和更强的

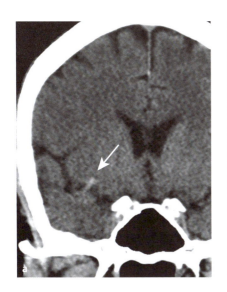
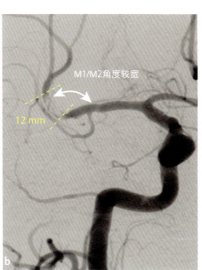

图10.1 大脑中动脉M2段近端闭塞适合抽吸取栓。a.冠状位CT平扫。可见局灶性血管高密度征（箭头），提示存在新鲜血栓，未见血管钙化。b.正位数字减影血管造影（DSA），显示M2段近端闭塞，局部血栓影，充盈缺损的长度为12 mm（黄色虚线）。大脑中动脉闭塞近端的角度较宽（弯曲的白色箭头）。在这种情况下，单纯抽吸很可能实现完全再通，是一种合理的方法

近端支撑力，同时这种导管可容纳目前大多数 6F外径的抽吸导管 [Ballast（Balt）、TrackStar或 Zoom 88（Imperative Care）]，是建立近端通路 的理想选择。

- 最新的球囊导引导管（BGC），如the Walrus （Q'Apel Medical），内径可达0.087 in，可用于近 端血流控制（图10.4）。

- 在将抽吸导管输送至目标位置的过程中，应注 意避免将微导丝或微导管穿过闭塞段，以防止 远端栓塞（图10.5）。微导丝头端J形塑形有助于 加强支撑，并避免超选过程中动脉穿孔。

- 抽吸取栓时，使用专用抽吸泵或使用注射器手 动抽吸均可。各种连接件会降低抽吸效力，因 此当不使用取栓支架时，抽吸泵或注射器可直 接连接到抽吸导管尾端（图10.6），以减少连接 元件（三通或旋塞阀）的数量。

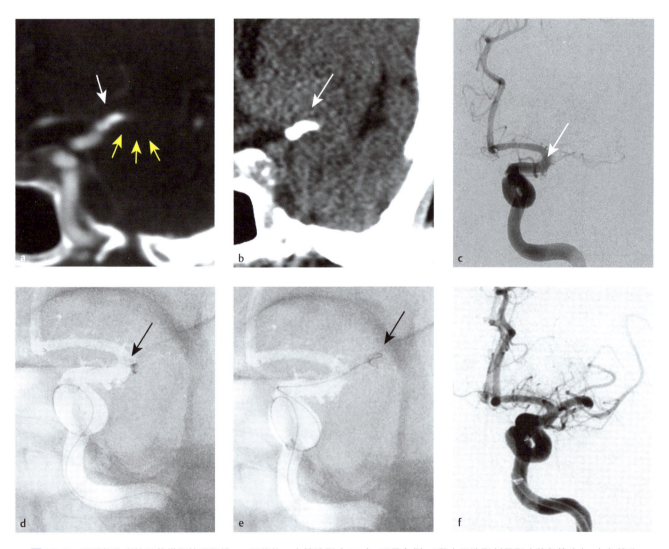

图10.2　严重钙化斑块不能进行抽吸取栓。a.冠状位CT血管造影（CTA），可见左侧M1段内无造影剂显影（黄色箭头）。白色箭头 指示钙化。b.冠状位CT平扫比CTA更容易发现代表颅内钙化的高密度病变（箭头）。与血栓高密度征不同 [通常CT值不超过50 ~ 60 Hounsfield Units（HU）]，这些钙化的HU值远高于100 HU。c.正位DSA，确认左侧大脑中动脉M1段闭塞。注意突出到颈内动脉（ICA） 末端的栓子（钙化）龛影（箭头）。d.DSA路图，显示抽吸导管的头端 [箭头, Zoom 71（Imperative Care）] 仅能进入大脑中动脉（MCA） M1段，单纯抽吸失败。e.DSA路图，显示尝试用0.014 in微导丝穿过病变 [箭头, Synchro（Stryker）]，同样未成功。f.DSA，经过多次尝试， 仅达到TICI 1级再通

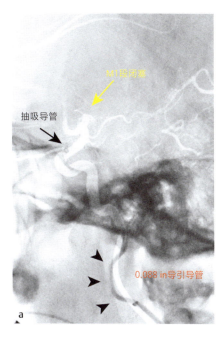
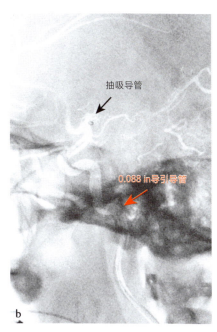
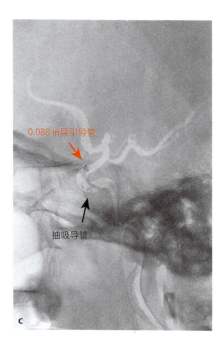

图10.3　导引导管位置对抽吸导管到位性的影响。a.侧位DSA路图，显示导引导管［红色箭头，Zoom 0.088 in（Imperative Care）］位于颈内动脉近端。本例患者为M1段闭塞（黄色箭头），术者试图在不使用微导管或导丝辅助的情况下直接推进抽吸导管［6F Sofia（MicroVention）］进行超选。注意Sofia导管的头端卡在眼动脉（OA）的起始处（黑色箭头）。此时若继续前向用力推送抽吸导管，只会使得张力蓄积在近端（箭头）。b.DSA路图，将导引导管推送到颈内动脉岩骨段（红色箭头指向Zoom 0.088 in导引导管的头端），再次尝试输送抽吸导管，则导管可轻松越过眼动脉（OA），接近闭塞段（黑色箭头）。c.DSA路图，显示导引导管进入颈内动脉床旁段（红色箭头），抽吸导管在持续负压抽吸下回撤（黑色箭头）。这样可以最大限度地缩短抽吸导管进入导引导管前的移行距离，以减少血栓逃逸、血栓破裂和远端栓塞的概率

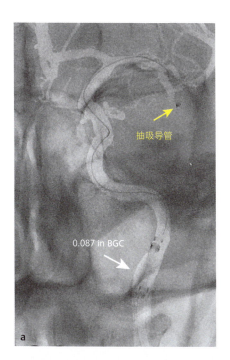
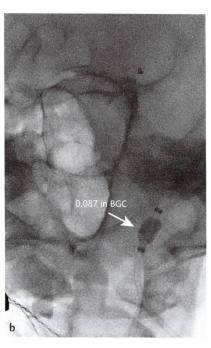
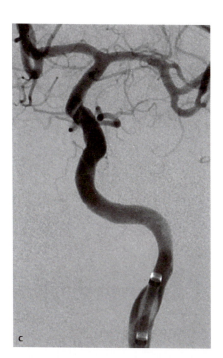

图10.4　BGC和直接抽吸术。a.DSA路图，左侧颈内动脉（ICA）正（AP）位造影，显示内径0.087 in的BGC［白色箭头，Walrus（Q'Apel Medical）］用于进行近端M2段抽吸取栓［黄色箭头，Zoom 0.071 in（Imperative Care）］。b.透视像，显示BGC球囊充盈（箭头）后，将抽吸导管缓慢回撤。c.取栓术后DSA，显示闭塞的大脑中动脉再通

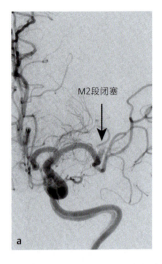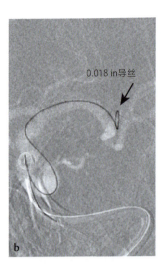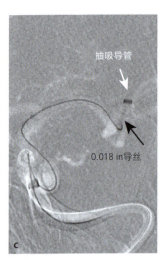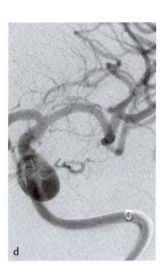

图10.5　抽吸导管完美超选至闭塞部位。a.左侧颈内动脉（ICA）DSA，显示M2段近端优势分支闭塞（箭头）。b.DSA路图，显示J形的0.018 in导丝［箭头，Aristotle（Scientia Vascular）］超选至闭塞段近端。c.DSA路图，显示将0.071 in抽吸导管［白色箭头，Large-Bore Catheter（Cerenovus）］推送至血栓的近端。在推送抽吸导管的同时，将导丝回撤（黑色箭头）。d.取栓后ICA造影，显示M2段已远血流通畅，下游区域完全恢复再灌注

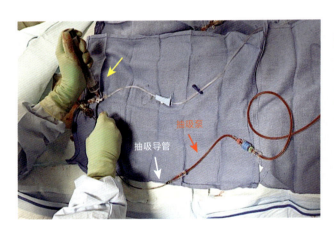

图10.6　将抽吸导管连接到抽吸泵。照片显示抽吸导管［白色箭头，Zoom 0.071 in（Imperative Care）］直接连接抽吸泵的延长管［红色箭头，Indigo System（Penumbra）］。回撤抽吸导管时，请注意要在导引导管上用60 mL注射器同时进行手动抽吸（黄色箭头），这样可确保在抽吸导管末端大量血栓堵塞的时候，导引导管可以捕获移位的栓子

10.3　要点与难点

- 当前的抽吸导管具有非常好的输送性，无须微导丝或微导管的支撑，即可快速送达目标闭塞部位。这种方法有时被称为导管"蛇行（Snaking）"技术（图10.7）。抽吸导管连接注射器，旋转导管可以帮助导管通过最迂曲的解剖结构（图10.7）。

- 眼动脉的起始处是抽吸导管输送受阻的常见位置。针对这一问题，最常用的解决方法选择使用支撑性更强的微导丝或直径更大的微导管，以减少导管间的直径差异所产生的平台效应（图10.8）；帮助抽吸导管到位的另一个办法是增加第二根微导丝提供额外支持（图10.9）或使用专门为改善眼动脉段和大脑中动脉–大脑前动脉分叉部通过性而设计的特殊微导管，如楔形微导管（MicroVention）（图10.10）。

- 虽然有些团队建议在抽吸导管头端位于栓子近端时就开始启动抽吸，但我们反对这种方法。当导管头端尚未与血栓直接接触时启动抽吸，大口径导管和抽吸泵可产生强大的负压抽吸力，

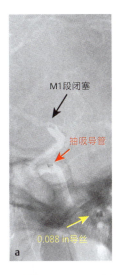
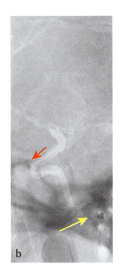
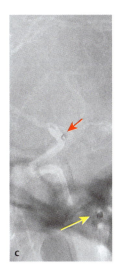
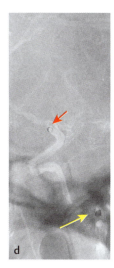
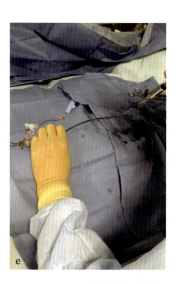

图10.7　蛇行技术。a ~ d.DSA路图，连续的侧位片，显示抽吸导管 [红色箭头，Zoom 0.071 in（Imperative Care）] 逐渐推送至以下血管段：海绵窦段（a）、眼动脉段（b）、颈内动脉末段（c），最后是大脑中动脉M1段（d）。图a中的黑色箭头所指为取栓前M1段闭塞的位置，图a ~ d中的黄色箭头所指为0.088 in导引导管的位置 [TracStar（Imperative Care）]。e.照片显示术者小心地扭控、推进抽吸导管，以提高其在迂曲血管中的通过性

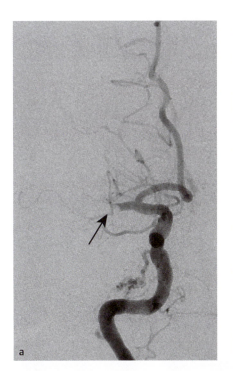
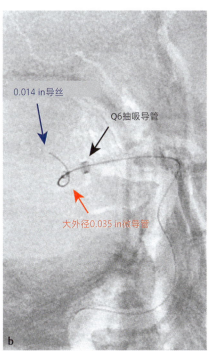
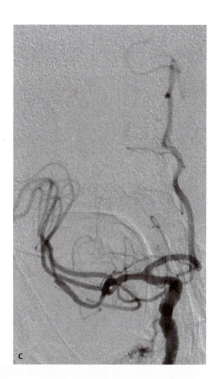

图10.8　使用大外径微导管辅助抽吸导管输送。a.正位DSA，显示右侧M1段闭塞（黑色箭头）。最初，术者试图通过0.025 in微导管 [Velocity（Penumbra）] 和0.014 in导丝 [Synchro（Stryker）] 辅助超选抽吸导管 [Q6 Distal Access Catheter（MIVI）]，但未成功（无图像）。b.DSA路图，显示通过更换更大外径0.035 in微导管（红色箭头），将Q6抽吸导管（黑色箭头）成功进入闭塞的M1段。蓝色箭头指示为0.014 in导丝。c.正位DSA。取栓后造影显示右侧大脑中动脉（MCA）三分叉处再通

这可能导致局部血管塌陷。相反，我们主张在尝试抽吸之前，先将抽吸导管部分嵌入血栓。对于抽吸后血管造影显示的大脑中动脉内残余血栓，即使未影响血流，也可能导致再闭塞，因此应进行处理（图10.11）。如果单纯抽吸无效，则改用支架取栓。

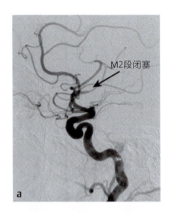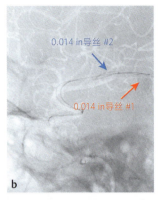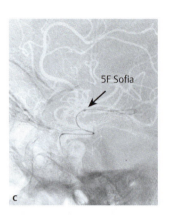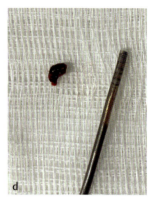

图10.9 使用第二根导丝提高抽吸导管的通过性。a.侧位DSA，显示大脑中动脉（MCA）近端M2段闭塞（箭头）。尝试将5F Sofia抽吸导管（MicroVention）输送到闭塞段失败（无图像）。b.DSA路图，显示第二根0.014 in导丝［蓝色箭头，Synchro（Stryker）］与第一根0.014 in微导丝（红色箭头）伴行。c.DSA路图，显示抽吸导管成功输送到位（箭头）。d.照片显示抽吸出来的血栓

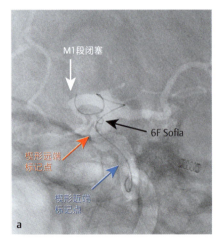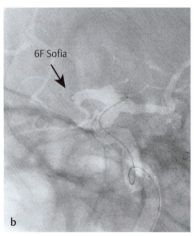

图10.10 楔形微导管的使用。a.DSA路图，显示大脑中动脉M1段闭塞（白色箭头）。0.070 in抽吸导管头端（黑色箭头，6F Sofia（MicroVention）］卡在眼动脉起始段（OA），加大推送力度无效，遂选择楔形微导管（MicroVention）通过抽吸导管输送到位。该微导管有一个球囊样的较大直径段（最大直径0.068 in），起自近端标记点（蓝色箭头）。远端标记点为微导管的头端（红色箭头）。b.DSA路图，显示抽吸导管（黑色箭头）成功推送至闭塞部位。c.照片显示0.072 in抽吸导管［Jet 7（Penumbra）］和楔形微导管。蓝色和红色箭头标示楔形微导管的近端和远端，该微导管可兼容直径为0.014 ~ 0.018 in的微导丝。d.抽吸后造影可见血管完美再通

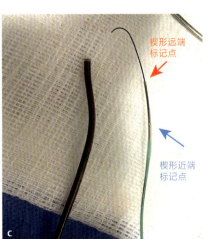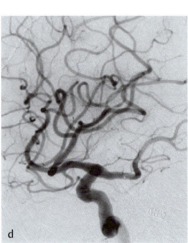

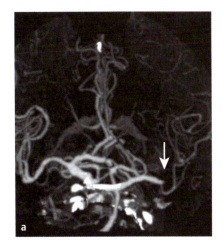

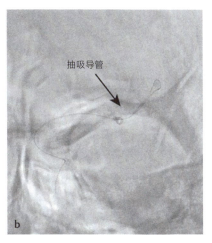

抽吸导管

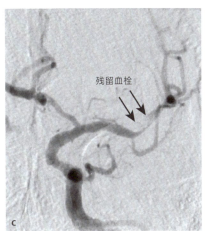

残留血栓

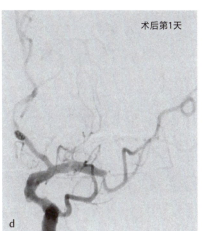

术后第1天

图10.11　残余血栓致早期再闭塞。a.CTA3D重建图像，显示左侧大脑中动脉M1段闭塞（箭头）。b.路图显示抽吸导管进入闭塞部位的路线图（箭头）。c.取栓术后造影，显示远端血流恢复，TICI分级达到2b级，但局部仍有明显的残余血栓（箭头）。术者没有进行进一步的取栓尝试。d.正位DSA，显示左侧大脑中动脉M1再闭塞。患者于取栓术后第2天病情恶化，右侧肢体偏瘫、失语，遂行支架取栓治疗，然后进行颅内支架植入术

10.4　病例（视频和图像）

10.4.1　病例10.1　直接抽吸，首次再通

- 本例为大脑中动脉（MCA）M1段闭塞所致急性卒中，各种取栓器械都可以作为首选。术者选择使用MIVI导管，它有一些独特的技术细微差别（视频10.1；图10.12 ~ 图10.15）。

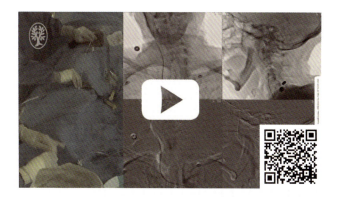

视频10.1　直接抽吸的首次再通效果

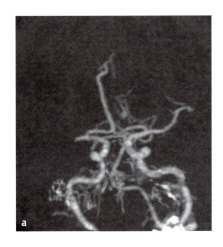
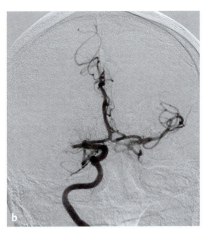

图10.12 基线影像。a.CTA 3D重建，显示右侧大脑中动脉M1段闭塞。b.正位DSA，右侧颈内动脉（ICA）造影，确认右侧大脑中动脉M1段闭塞

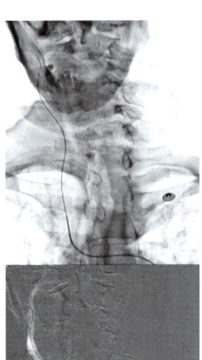
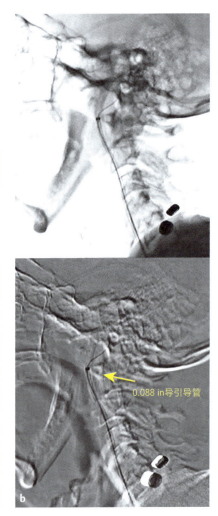

图10.13 于右侧颈内动脉（ICA）建立通路。a.正位透视像（上图）和路图（下图），头臂干路图，显示0.035 in导丝超选右侧颈内动脉。采用多功能VTK导管（箭头，Cook）辅助导丝导入右侧颈内动脉。b.正位透视像（上图）和路图（下图），显示将0.088 in导引导管［箭头，NeuronMax（Penumbra）］推送至右侧颈内动脉远端

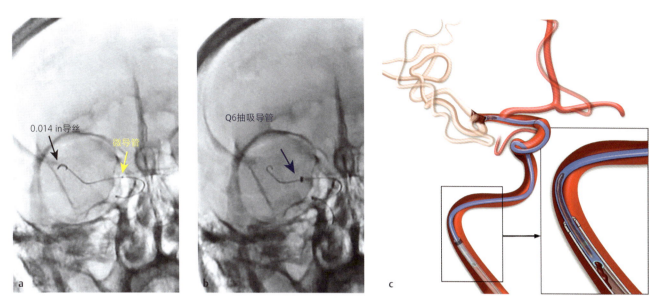

图10.14　将MIVI抽吸导管超选至大脑中动脉M1段闭塞处。a.正位透视像。使用0.014 in导丝（黑色箭头）和微导管［黄色箭头，Synchro（Stryker）］引导抽吸导管推送至大脑中动脉M1闭塞段。b.正位透视像。Q6抽吸导管（蓝色箭头，MIVI Neuroscience）进入闭塞段。c.MIVI抽吸导管的示意图。MIVI导管相当于是将导引导管远端的延伸成为抽吸导管，与标准抽吸导管相比，可提供更大抽吸力度。高倍镜插图显示，血栓通过MIVI导管与导引导管的过渡段

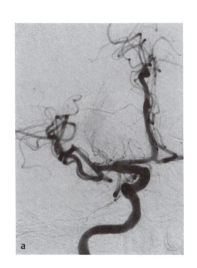
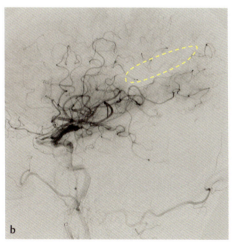

图10.15　取栓后DSA，正位图像（a）和侧位图像（b），显示大脑中动脉M1段再通，TICI 2C级，虚线区可见远端顶叶小片区域灌注不足

10.4.2　病例10.2 M1段直接抽吸，随后对更远端闭塞行支架取栓

- 患者发病6 h到院。本例讲述了首选采用ADAPT技术治疗M1段闭塞，随后使用支架取栓治疗M1段远端闭塞（视频10.2；图10.16～图10.19）

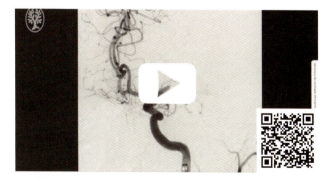

视频10.2　M1段闭塞直接抽吸后，支架取栓治疗更远端的闭塞

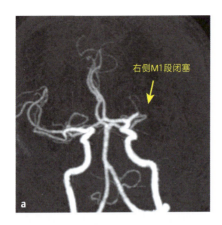
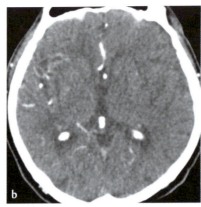
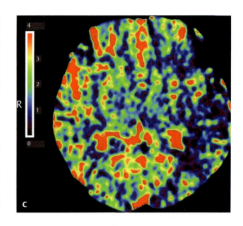

图10.16　基线无创影像。a.CTA,3D重建,显示左侧大脑中动脉M1段闭塞（箭头）。b.轴位CTA。与右侧相比,左侧大脑中动脉（MCA）区域侧支代偿差,但没有明显的低密度区域,ASPECTS在6分以上。c.CT灌注（CTP）像,脑血容量（CBV）改变提示核心梗死区较大,这是一种罕见的情况,即灌注成像可能错误地高估了缺血性损伤的程度,因此需要进行取栓

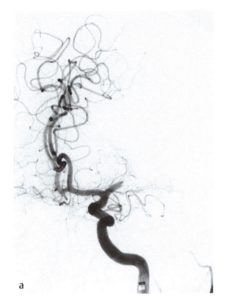
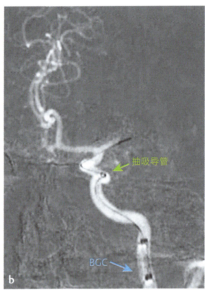
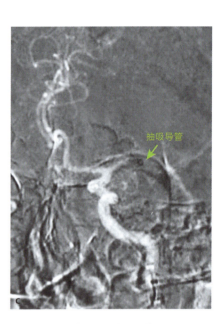

图10.17　大脑中动脉M1段闭塞抽吸取栓术。a.正位DSA,左侧颈内动脉（ICA）造影,显示左侧M1段闭塞。b.正位透视像,显示了输送中的0.070 in抽吸导管［绿色箭头,6F Sofia（MicroVention）］,近端使用BGC［蓝色箭头,Walrus（Q'Apel Medical）］作为通路。c.透视像,显示抽吸导管（箭头）位于闭塞段,充盈BGC球囊,进行抽吸取栓

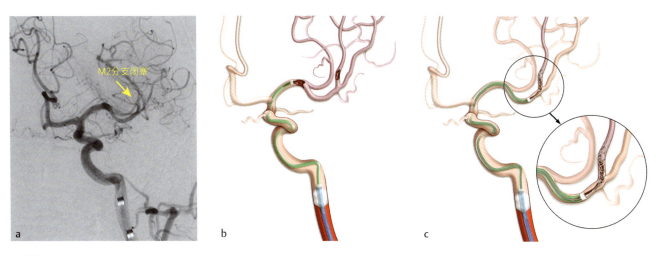

图10.18 M2段闭塞伴远端栓塞。a.正位DSA，显示M1段闭塞的血流重建。尽管使用了BGC来控制血流，但取栓后仍可以看到M2段分支闭塞，提示着M2远端血栓较大（箭头），需要进一步的取栓治疗。术者选择使用支架取栓（SR）。b.示意图，血栓抽吸过程中，栓子破裂向远端栓塞。c.对M2段闭塞实行SR的示意图。原有抽吸导管用来输送微导管和SR装置。放大的插图描绘了血栓被SR的远端和近端的抽吸导管捕获

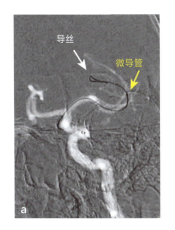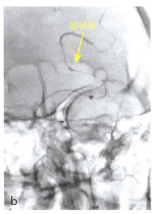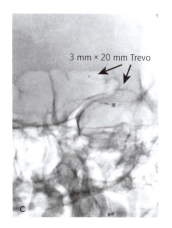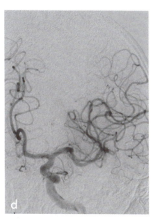

图10.19 SR治疗大脑中动脉M2段闭塞。a.正位DSA路图。左侧颈内动脉造影，显示微导丝 [白色箭头，Synchro（Stryker）] 和0.021 in Trevo Pro微导管（黄色箭头，Stryker）穿过M2闭塞段。b.超选造影，左侧大脑中动脉（MCA），不减影图像，确认微导管（箭头）的位置良好。c.透视像显示3 mm × 20 mm Trevo取栓支架（黑色箭头，Stryker）跟进到位，尚未释放展开。d.DSA，最后造影，显示闭塞动脉成功再通

10.4.3 病例10.3 支架取栓失败，补救性抽吸取栓成功

- 本例为大脑中动脉近端闭塞，在尝试支架取栓失败后，抽吸作为补救治疗成功（视频10.3；图10.20 ~ 图10.23）。

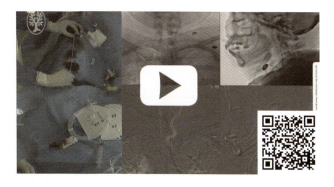

视频10.3 尝试支架取栓失败，抽吸成功再通

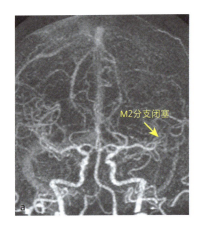
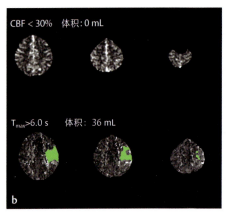

图10.20 基线影像。a.CTA显示左侧大脑中动脉M2段闭塞（箭头）。这种分支闭塞病例仅凭CTA图像难以确定闭塞段情况，而灌注成像有助于提醒卒中团队可能存在大血管闭塞（LVO）。b.CT灌注（CTP）图像可显示对应于闭塞的M2段分支的核心梗死区［脑血流量（CBV）＜30%（上图）］和缺血半暗带［T_{max}增加＞6 s（下图）］

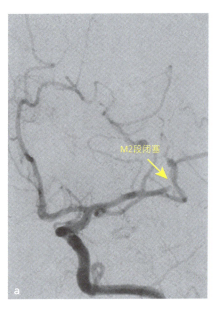
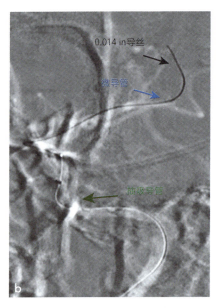
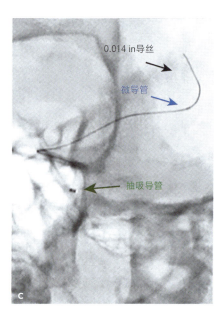

图10.21 尝试使用支架（SR）取栓。a.正位DSA，左侧颈内动脉（ICA）造影，显示左侧大脑中动脉M2段近端闭塞（箭头）。正位路图（b）和透视像（c），显示0.014 in微导丝成功穿过病变［黑色箭头，Synchro（Stryker）］，但术中使用的0.025 in微导管［蓝色箭头，Velocity（Penumbra）］无法通过闭塞段。注意此时抽吸导管的位置仅在［绿色箭头，6F Sofia（MicroVention）］在ICA岩骨段

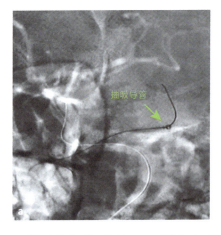
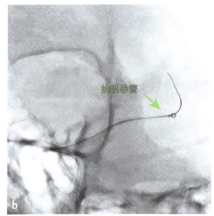
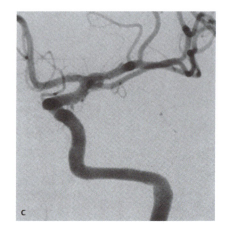

图10.22 抽吸取栓术。正位路图（a）和透视像（b），显示抽吸导管［箭头，6F Sofia（MicroVention）］在微导丝和微导管的辅助下超选M2闭塞段。c.取栓术后最终ICA造影，确认成功再通

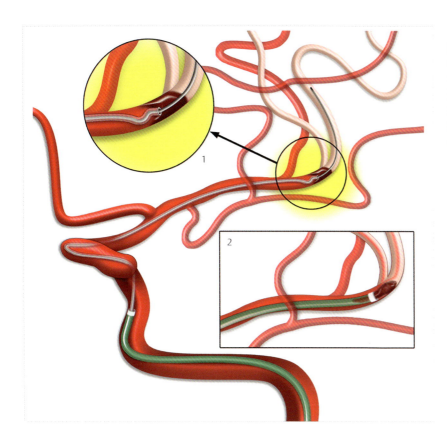

图10.23　补救性抽吸取栓术的示意图。步骤1：尽管微导丝已经稳定在远端血管内，术者仍无法将微导管穿过血栓。放大的插图显示了微导管头端在血栓近端遇到很大的阻力（黄色突出显示的区域）。原计划的支架取栓术被迫中止。步骤2：应用抽吸导管进行补救

10.4.4　病例10.4　抽吸导管卡在眼动脉，首选使用支架锚定技术

- 此例介绍了抽吸取栓术中的一种常见情况，即导管难以通过颈内动脉（ICA）床旁段（视频10.4；图10.24 ~ 图10.26）。

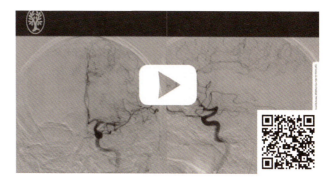

视频10.4　抽吸导管卡在眼动脉，使用支架取栓

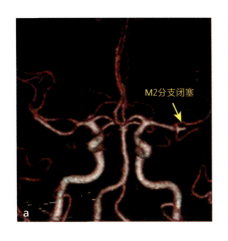
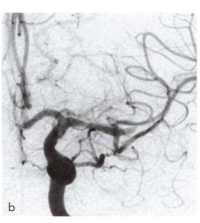

图10.24　基线影像。a.CTA 3D重建，显示左侧大脑中动脉M2段闭塞（箭头）。b.左侧颈内动脉（ICA），正位DSA，显示大脑中动脉（MCA）三分叉中最主要的分支闭塞

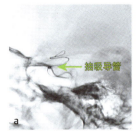

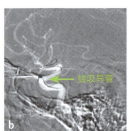

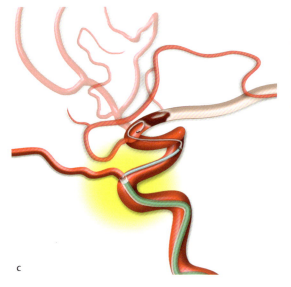

图10.25　抽吸导管输送通过颈内动脉（ICA）海绵窦段。侧位透视像（a）和路图（b），显示抽吸导管头端［箭头，6F Sofia（MicroVention）］卡在颈内动脉眼动脉处。c.示意图，抽吸导管卡在颈内动脉眼动脉段（用黄色区域突出显示）

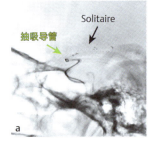

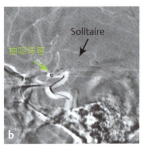

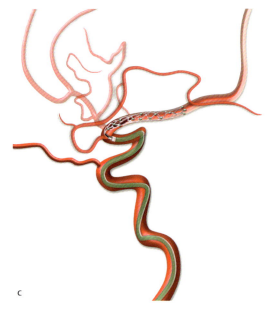

图10.26　取栓支架锚定技术。侧位透视像（a）和路图（b），显示Solitaire支架（SR）（黑色箭头，Medtronic）锚定在大脑中动脉（MCA）后，抽吸导管［绿色箭头，6F Sofia（MicroVention）］很容易跟进到颅内。c.示意图，利用支架锚定，使抽吸导管越过颈动脉眼动脉（OA）段的卡点

10.4.5　病例10.5　直接抽吸再闭塞，考虑动脉粥样硬化，行补救性颅内支架植入术

- 此例描述了合并颅内动脉粥样硬化性狭窄的大血管闭塞患者的取栓治疗。单纯抽吸治疗此类患者经常失败，往往需要序贯进行球囊成形术或支架植入术（视频10.5；图10.27 ~ 图10.31）

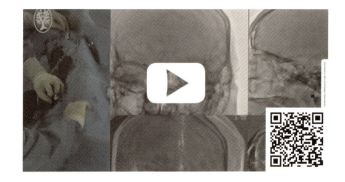

视频10.5　直接抽吸后再闭塞，考虑动脉粥样硬化，行补救性颅内支架植入术

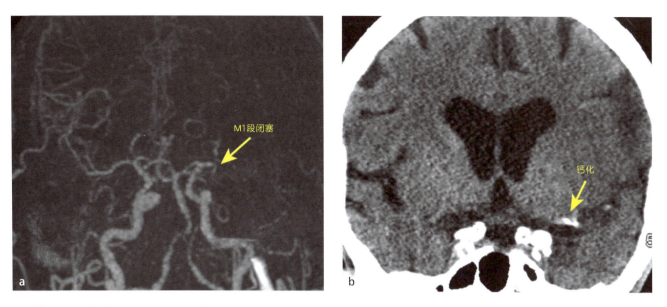

图10.27　基线影像。a.CTA 3D重建，显示左侧大脑中动脉M1段闭塞（箭头）。b.冠状位CT，显示局部高密度征（箭头），提示局部动脉存在钙化，病变更可能为合并动脉粥样硬化性狭窄的大血管闭塞

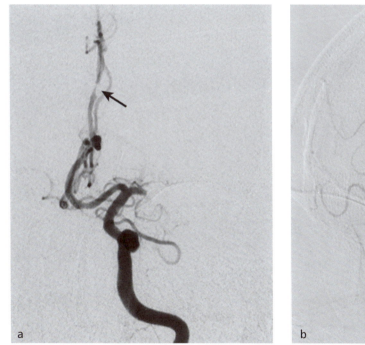
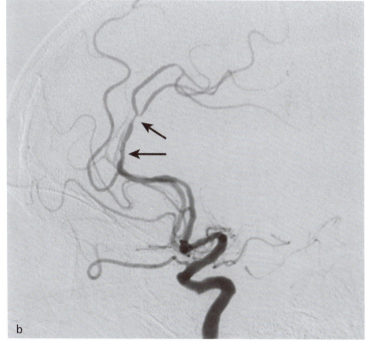

图10.28　正位像DSA（a）和侧位DSA（b），左侧ICA造影，证实左侧大脑中动脉M1段闭塞。请注意，造影可见患者存在广泛的颅内动脉粥样硬化改变（箭头），进一步证实了本例M1段闭塞的潜在病因是动脉粥样硬化性狭窄

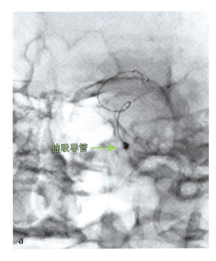
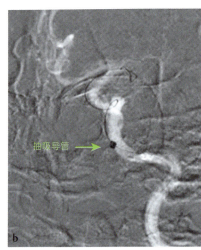
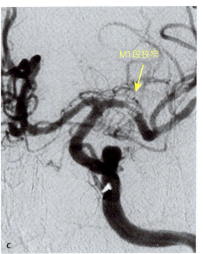
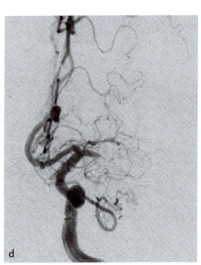

图10.29 抽吸取栓术。正位透视像（a）和路图（b），左侧ICA造影，显示0.070 in抽吸导管［箭头，6F Sofia（MicroVention）］超选过程。c.取栓术后正位造影，可以看到大脑中动脉M1段残余重度狭窄（箭头）。狭窄程度严重，如不处理，很可能会发生MCA再闭塞。d.几分钟后再次造影，可见血管再闭塞

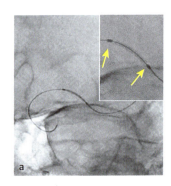
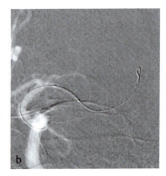
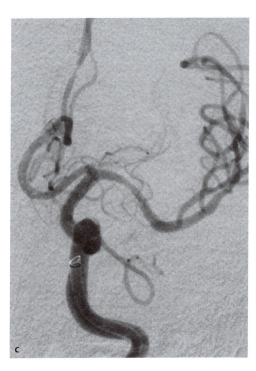

图10.30 MCA支架植入术。正位透视像（a）和路图（b），显示Resolute Onyx球扩式支架（Medtronic）输送到位。放大透视像显示了球囊两端的标记点（箭头）。b.高倍率透视像，显示球囊扩张。c.左侧ICA造影，显示左侧M1再通

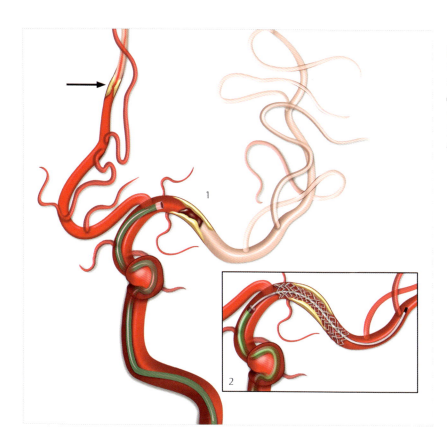

图10.31　补救性支架成形术示意图。术中要特别关注其他血管的血管造影征象，这有助于术者识别潜在的动脉粥样硬化病变（箭头）。抽吸导管可以用来清除血栓（步骤1）。如果抽吸取栓术后存在严重的残余狭窄，则需要补救性球囊成形术或直接支架植入术（步骤2）

第11章　大脑中动脉近端闭塞——血管成形术和支架植入术

概述

大脑中动脉（MCA）近端是颅内狭窄的常见部位。当疑似动脉粥样硬化狭窄可能是大血管闭塞（LVO）的潜在病因时，颅内支架成形术可作为首选的治疗方法。另外，当单纯的球囊成形术不能有效地维持靶血管通畅，或传统的机械血栓切除方法（抽吸或可回收支架取栓）未成功再通时，可将支架植入作为补救性治疗技术。

关键词： 血管成形术、动脉粥样硬化、球扩支架、大脑中动脉

11.1　解剖与影像学特征

- 在MCA闭塞的情况下，术前识别潜在的动脉粥样硬化性病变是非常困难的，CT平扫上的致密钙化征象可提醒介入医生注意这种潜在的LVO病因（图11.1）。

- 术中如果出现取栓术后靶血管迅速再闭，或使用抽吸导管、取栓支架"去除血栓"后残余狭窄，则表明可能合并狭窄病变（图11.2）。

- 颅内动脉粥样硬化往往是多发的，因此，如果造影显示其他血管存在动脉粥样硬化征象，可帮助术者确定病因并选择最安全和有效的治疗方法。

11.2　技术要点及关键步骤

- 颅内支架成形术主要使用两种类型的支架，即自膨式支架和球扩支架。Wingspan支架（Stryker）是自膨式支架的代表（图11.3）。为了使此类支架充分展开，需要进行球囊预扩（球囊血管成形术）和器械交换。

- 球扩支架（图11.2）可同时完成血管成形和支架植入。但与自膨式支架相比，球扩支架通过性差，输送至靶病变时较为困难。

11.3　要点与难点

- 由于需要进行球囊预扩和交换技术的复杂性，加之Wingspan支架的径向支撑力较低，因此，我们很少在急性卒中合并狭窄时使用Wingspan支架系统（图11.3）。

- 球扩支架采用快速交换输送系统，可同时进行血管成形和支架植入（图11.2）。然而，由于其系统较"硬"的特点通过性能有限，术中需要使用支撑力强的导引导管，甚至需要联合使用中间导管，将其置于狭窄近端。

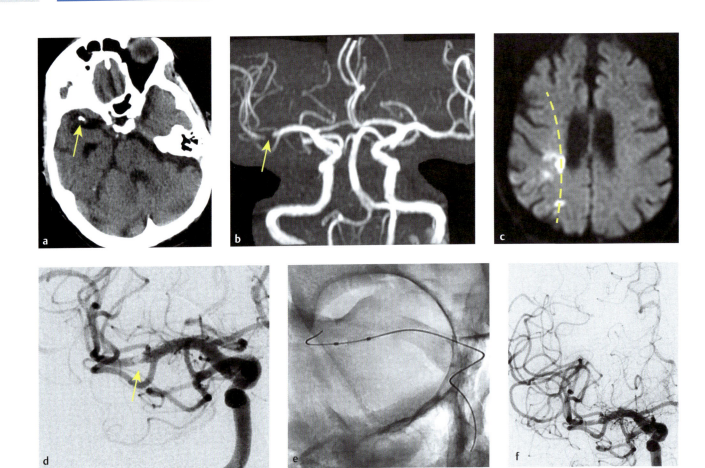

图11.1　右侧大脑中动脉（MCA）狭窄伴严重钙化斑块的病例。a.轴位CT平扫，显示右侧MCA M1段对应的区域局灶性高密度改变（箭头）。对于这种存在明显钙化的斑块，最好采用球囊成形术或支架植入术来治疗。b.冠状位磁共振血管造影（MRA），显示相应的区域信号缺失（箭头）。MRA不能可靠地区分短小的血栓和动脉硬化性斑块，因此对此类情况诊断价值有限。c.头颅MRI弥散加权序列，显示MCA—大脑前动脉"分水岭"区（虚线）急性梗死。d.正位DSA，右侧颈内动脉（ICA）造影，显示右侧MCA三分叉，其中最主要的M2段分支起始部接近闭塞（箭头）。e.正位透视像，显示选择2.25 mm×8 mm的Trek冠状动脉球囊（Abbott）进行球囊血管成形术。f.正位DSA，显示术后M2段分支的狭窄程度改善

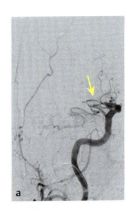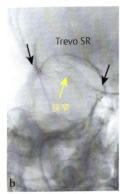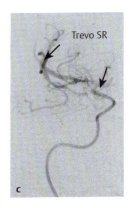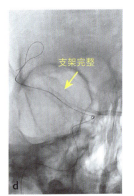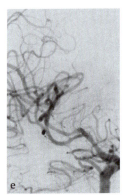

图11.2　支架取栓失败和补救性支架成形术。a.正位DSA，显示右侧MCA闭塞（箭头）。b.正位透视像，显示4 mm×20 mm的Trevo SR（Stryker）于病变处的MCA内打开，黑色箭头指示支架的远、近端。注意支架中间部分的束腰征，提示此处可能为严重狭窄（黄色箭头）。c.正位DSA，Trevo SR打开状态下行右侧颈内动脉（ICA）造影，可见前向血流极小。黑色箭头所指为取栓支架的位置。d.正位透视像，显示扩张释放状态的Integrity支架（黄色箭头，Medtronic），覆盖先前狭窄病变的位置。e.正位DSA，确认支架植入后血流恢复

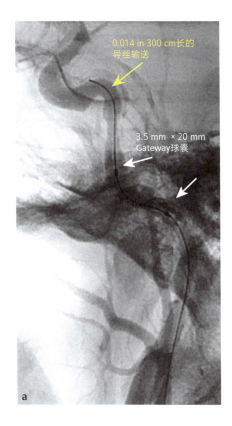

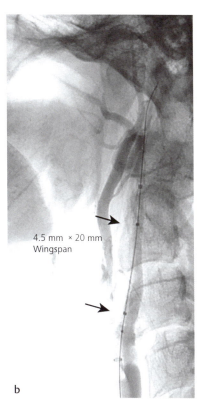

图11.3 Gateway球囊和Wingspan支架系统。a.侧视透视像，显示3.5 mm × 20 mm Gateway（Stryker）的输送过程。Gateway是一种非快速交换的OTW（Over-The-Wire）球囊，需要使用0.014 in 300 cm长的交换微导丝（黄色箭头）。这种球囊有两个标记点（白色箭头），常在Wingspan支架（Stryker）植入之前预扩使用。b.侧位透视像，显示4.5 mm × 20 mm的Wingspan支架系统（Stryker）的输送过程。Wingspan是OTW的自膨式镍钛合金支架（黑色箭头）

11.4 病例（视频和图像）

11.4.1 病例11.1 M2段闭塞，球囊成形失败，支架植入成功

- 患者表现为症状性大脑中动脉（MCA）狭窄导致急性卒中，最初仅采用球囊成形术，后急诊行支架植入（视频11.1；图11.4 ~ 图11.10）。

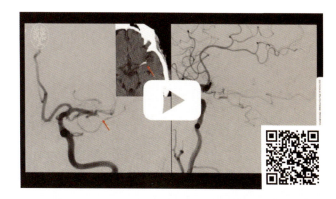

视频11.1 M2段闭塞处球囊成形失败，支架植入成功

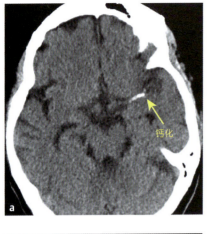

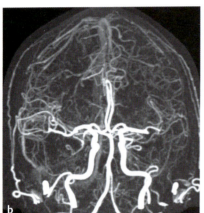

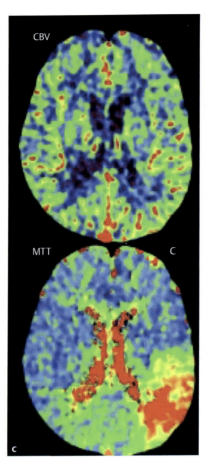

图11.4   基线无创影像。a.轴位平扫CT，可见致密的钙化斑块（箭头）。b.CTA三维（3D）重建，显示左侧MCA M2段分支闭塞。c.CTP图像，显示相应的左侧MCA区域低灌注：脑血容量（CBV；上图）保持不变、平均通过时间（MTT；下图）增加

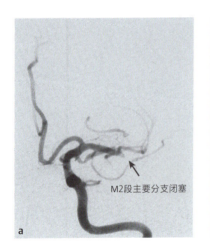

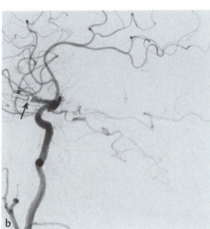

图11.5   基线图像。正位DSA（a）和侧位DSA（b），左侧颈内动脉（ICA）造影，可见左侧MCA M2段主要分支闭塞（箭头）

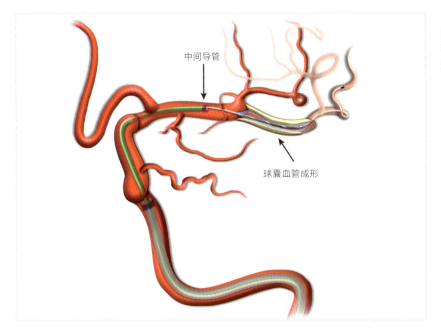

图11.6　球囊血管成形术的示意图。中间导管置于左侧MCA M1段，以增强球囊的稳定性

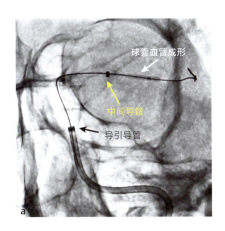
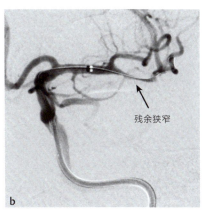

图11.7　大脑中动脉球囊血管成形术。a.正位透视像，显示使用三同轴系统，包括导引导管（黑色箭头）[如0.070 in的Neuron或0.071 in Benchmark（Penumbra）]、中间导管（黄色箭头）[如5F Sofia（MicroVention）或0.058 in Navien（Medtronic）]、球囊系统（白色箭头）[如Sprinter（Medtronic）或Mini Trek（Abbott）]。注意应将中间导管置于M1段，靠近狭窄病变；参照靶血管直径的70%选择球囊大小，血管成形时应缓慢充盈球囊，每30～60 s增加1个大气压。b.正位DSA，左侧ICA造影，显示血管成形术后明显残余狭窄（箭头）。此时应将导丝保持在原位，以便必要时进行快速交换和支架植入

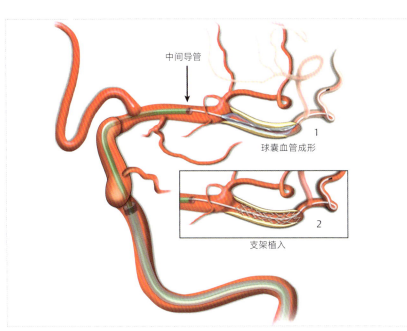

图11.8　补救性支架植入示意图。步骤1：单纯球囊血管成形术，术后存在明显残余狭窄。步骤2：固定导丝，移除扩张球囊，输送、释放球扩支架

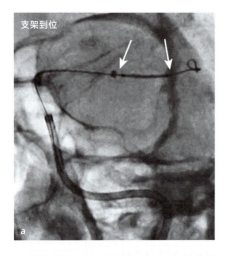
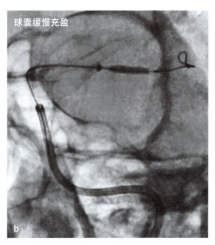
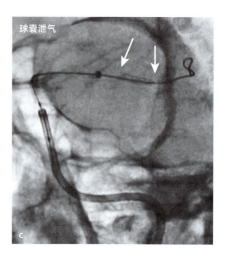

图11.9　MCA支架植入术，透视像放大视图。a.工作角度投射，将球囊扩张式Resolute Onyx支架输送到位（箭头，Medtronic）。b.显示球囊缓慢充盈。c.球囊泄气后，可见支架完全打开（箭头）

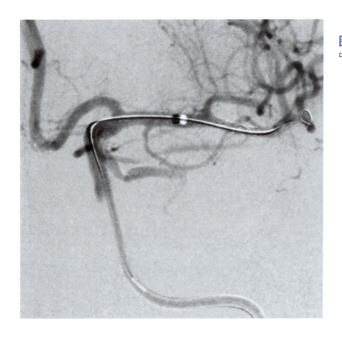

图11.10　MCA支架植入术后行DSA造影。正位DSA，显示大脑中动脉M2段狭窄完全再通。此时再撤出导丝，完成手术

11.4.2　病例11.2　血流储备分数与MCA重度狭窄直接行支架植入术

- 该例展示了使用血流储备分数（FFR）评估MCA狭窄的血流动力学特征，指导选择最恰当的治疗策略（视频11.2；图11.11～图11.15）。

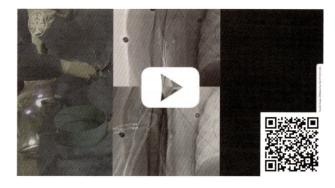

视频11.2　血流储备分数测量与MCA重度狭窄直接支架植入术

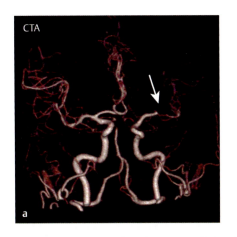
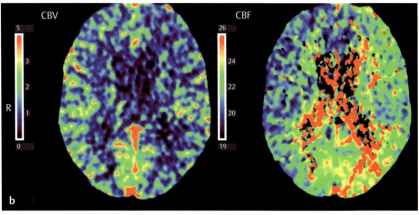

图11.11　基线无创影像。a.CTA三维（3D）重建，显示左侧MCA M1段狭窄（箭头）。b.CTP图像显示相应的左侧MCA区域灌注不足：脑血容量（CBV；左图）、平均通过时间（MTT；右图）

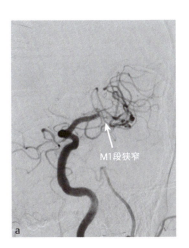
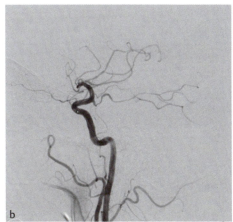

图11.12　基线DSA。正位DSA（a）和侧位DSA（b），显示左侧MCA M1段重度狭窄（图a中箭头）。需注意的是造影未见左侧大脑前动脉显影，这是一种"孤立大脑中动脉"的解剖变异

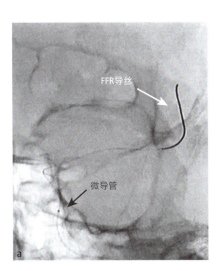
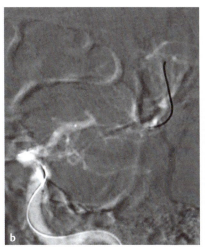

图11.13　使用血流储备分数（FFR）测压导丝。正位透视像（a）和路图（b），左侧ICA造影，显示将0.014 in压力导丝［白色箭头，PrimeWire Prestige Plus（Volcano）］穿过M1狭窄处。使用压力导丝测量FFR可以评估狭窄的程度，同时可以术后即刻评估治疗是否充分。由于目前可用的压力导丝对于脆弱的颅内血管来说非常硬，我们倾向于超选病变时，首先考虑使用细的微导管（黑色箭头）［如Headway Duo（MicroVention）或SL-10（Stryker）］和柔软的微导丝［如0.014 in的Synchro（Stryker）］超选病变，然后通过微导管再将FFR压力导丝输送到位

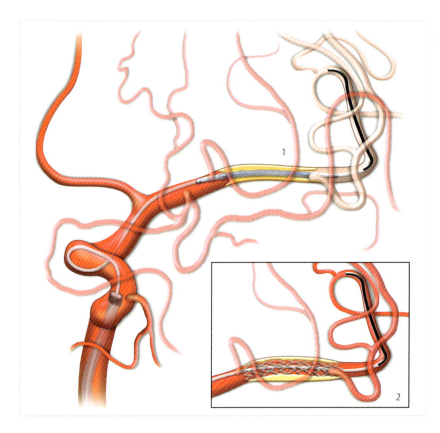

图11.14　使用脑血流储备分数（FFR）导丝进行支架成形术的示意图。步骤1：沿FFR导丝输送球扩支架。步骤2：支架扩张释放后，立即对再次测量FFR，以确保已达到足够的血流量，而不需采用再次球囊成形或第二枚支架植入等治疗

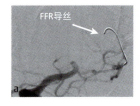

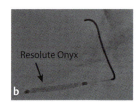

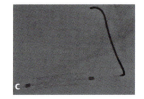

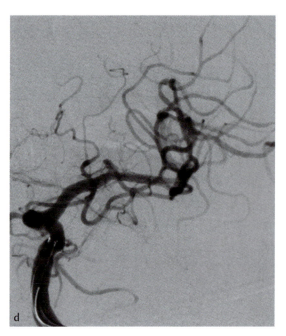

图11.15　左侧MCA支架植入术。a.正位DSA，显示左侧MCA狭窄，脑血流储备分数（FFR）导丝［箭头，PrimeWire Prestige Plus（Volcano）］头端置于狭窄远端。b.正位透视像，显示球扩式支架Resolute Onyx（箭头，Medtronic）置于狭窄最明显处。c.正位透视像，显示支架完全打开。d.正位DSA，支架植入后左侧ICA造影可见左侧MCA血流明显增加

第12章　大脑中动脉远端闭塞

概述

　　MCA远端闭塞，也有人将其称为中等血管闭塞（MeVO），通常指的是MCA远端M2和M3段分支的闭塞。与单纯大脑前动脉或大脑后动脉闭塞一样，大脑中动脉远端闭塞患者往往被排除在取栓的临床试验和登记研究之外。大脑中动脉远端闭塞患者的神经功能缺损程度往往没有传统意义所说的大血管闭塞性卒中那么严重，但由于血栓位置更远、闭塞血管更脆弱，并发症的风险更高。因此，对于此类病变治疗的技术难度更大。

　　关键词：大脑中动脉，抽吸，支架取栓

12.1　解剖与影像学特征

- 大脑中动脉远端急性闭塞相关的临床症状常不典型，易漏诊误诊，且大脑中动脉远端闭塞的影像定位也更困难。多模态无创影像可以提醒介入医生注意是否存在大脑中动脉远端闭塞（图12.1）。

- 大脑中动脉远端取栓的获益与血管损伤风险需谨慎权衡（图12.2）。患者症状的严重程度，可挽救脑组织的状态，以及动脉通路建立的难易程度，均应个体化考量。

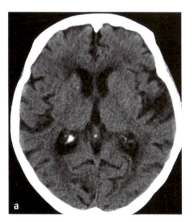
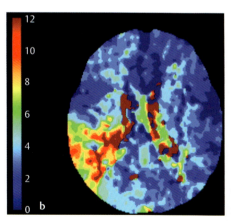
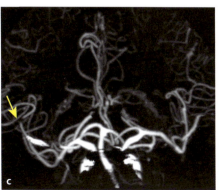
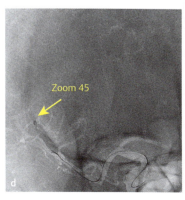

图12.1　大脑中动脉（MCA）远端闭塞的多模态影像。a.轴位平扫CT。该病例头颅CT平扫"正常"，临床表现为忽视、意识模糊和左侧面瘫，但无局灶肢体无力。b.轴位CTP，T_{max}序列，显示右侧顶叶楔形灌注缺损，怀疑可能存在动脉闭塞。c.头颅正位CT血管造影（CTA），证实右侧大脑中动脉M3段分支（箭头）中的一小段显影欠佳，与灌注不足的区域相符。患者明确为急性脑卒中，且为中等血管闭塞，可行取栓治疗，遂行急诊手术。d.DSA路图，显示使用0.045 in抽吸导管抽吸治疗大脑中动脉M3段血栓［箭头，Zoom 45（Imperative Care）］

Zoom 45

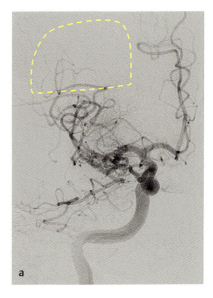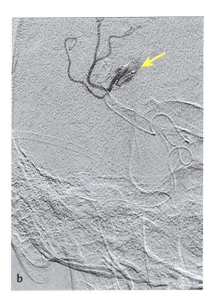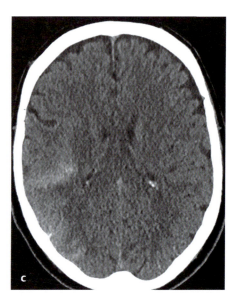

图12.2　微导管致大脑中动脉M3段血管穿孔。a.正位DSA,右侧颈内动脉（ICA）造影。大脑中动脉上干供血区域造影剂充盈缺损（黄色虚线区域），提示大脑中动脉远端分支闭塞。b.右侧大脑中动脉超选造影，显示造影剂外溢（箭头）。这可能是由于远端分支较细，微导丝或微导管穿过血栓时机械损伤所致。幸运的是，这种血管损伤通常可以自然愈合。c.术后头颅CT，显示少量右侧额顶区的造影剂外渗和/或出血

12.2　技术要点及关键步骤

- 部分术者喜欢选择直接抽吸取栓（图12.3），另一些则更倾向于将支架取栓（图12.4）作为处理大脑中动脉远端闭塞的首选方式。无论采用哪种方法，术者通常都会采用小规格的器械。

- 经动脉阿替普酶（重组组织纤维蛋白溶酶原激活物，rtPA）或糖蛋白 Ⅱb/Ⅲa抑制剂的药物溶栓也是合理的选择之一（图12.3，图12.5）。

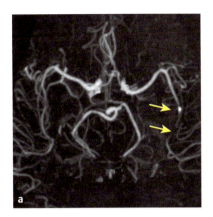
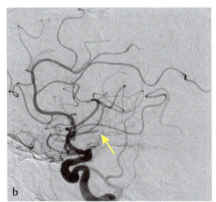
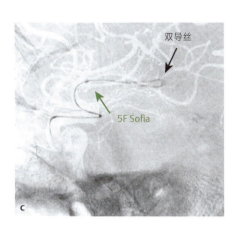
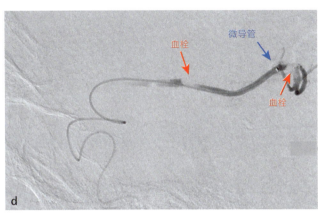
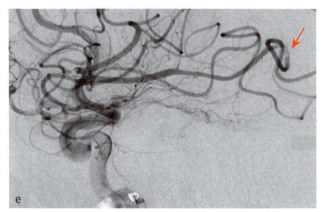

图12.3 大脑中动脉M2段远端闭塞的抽吸取栓术。a.CTA显示，与右侧相比，左侧M2颞支以远血管稀疏（箭头）。b.侧位DSA，确认左侧大脑中动脉远端M2段下干闭塞（箭头）。c.侧位路图，显示将5F Sofia抽吸导管超选至闭塞的M2段（绿色箭头，微血管）。术中使用了双导丝［箭头，0.014 in和0.010 in Synchro（Stryker）］辅助超选。d.左侧大脑中动脉超选造影，显示远端栓塞（红色箭头）。遂将微导管置于闭塞的M3段分支内（蓝色箭头），缓慢注射糖蛋白 Ⅱ b /Ⅲ a抑制剂（依替巴肽）。e.侧位DSA，再次造影确认M2及其远端区域接近完全再通，局部可见小栓子残留（箭头），未导致动脉闭塞

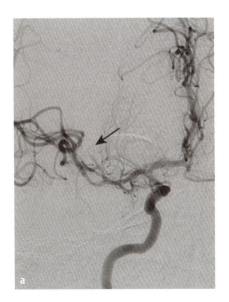
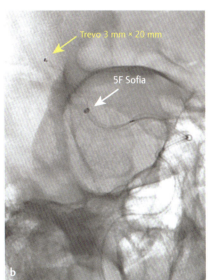
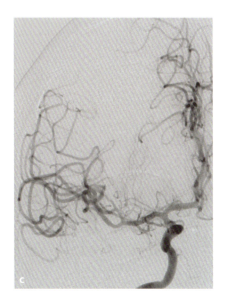

图12.4 大脑中动脉M2段闭塞的支架取栓。a.正位DSA显示，右侧大脑中动脉M2段上干闭塞（箭头）。b.正位透视像，可见3 mm × 20 mm Trevo SR（Stryker）取栓支架置于闭塞段的远端（黄色箭头）。术中我们一般选用管径较小的抽吸导管，如5F Sofia（白色箭头，MicroVention），以降低在支架取栓过程中远端血管夹层的风险。c.正位DSA，显示取栓术后血管成功再通

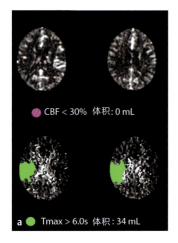
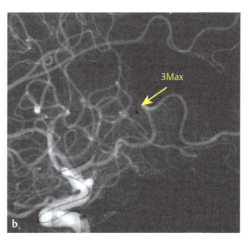

图12.5　大脑中动脉远端分支闭塞的局部动脉溶栓。a.CTP显示，右侧大脑中动脉远端区域灌注异常（绿色区域代表缺血半暗带；红色区域CBF显著降低，代表核心缺血）。b.右侧ICA侧位路图显示，使用3Max远端抽吸导管超选闭塞的M3段（箭头，Peumbra）。c.侧位DSA，显示受累的大脑中动脉分支持续闭塞（黑色箭头），随后通过3Max导管（黄色箭头）缓慢注入4 mg重组组织纤维蛋白溶酶原激活物（rtPA）。d.次日行磁共振成像（MRI）检查，弥散加权成像显示残余小的急性梗死

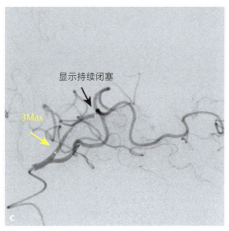
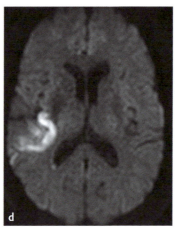

12.3　病例（视频和图像）

12.3.1　病例12.1　大脑中动脉M3段闭塞的支架取栓

患者表现为孤立性右侧面瘫、构音障碍和右上肢无力（视频12.1；图12.6 ~图12.10）。

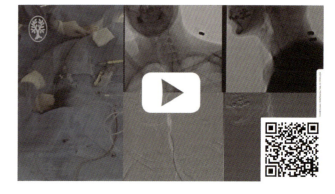

视频12.1　大脑中动脉M3段闭塞的支架取栓

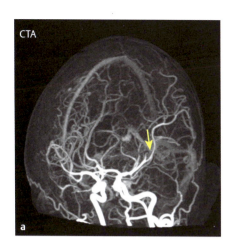

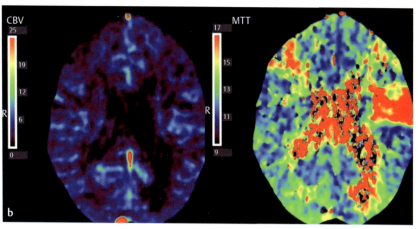

图12.6　术前无创影像。a.CTA三维（3D）重建，斜位显示左侧大脑中动脉M3段分支闭塞（箭头）。b.CTP图像显示左大脑中动脉区域存在较小的低灌注区，与阻塞的M3分支的供血区域相符。脑血容量（CBV；左图）和延长的平均通过时间（MTT；右图）

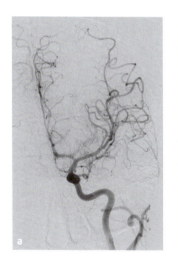

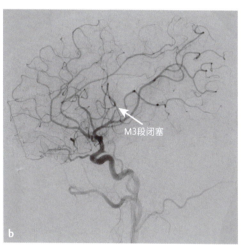

图12.7　术前DSA。a.左侧ICA造影，正位，显示所有左侧中动脉分支均通畅。无创影像对此类远端闭塞很难确诊。b.侧位DSA，显示左侧大脑中动脉M3段分支闭塞（箭头）。因此，我们通常会选择通过侧位造影来确认大脑中动脉远端闭塞情况

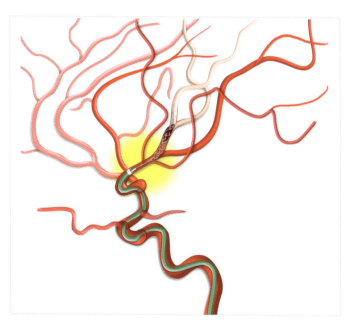

图12.8　大脑中动脉远端分支闭塞支架取栓示意图。示意图展示了小规格取栓支架和抽吸导管的重要性，选择小直径的取栓支架更契合远端病变分支，而抽吸导管（绿色）可以使得微导管在到位过程中更可控，同时避免支架回撤过程中因牵拉支架而造成的血管损伤，如动脉夹层等（黄色高亮标记区域）

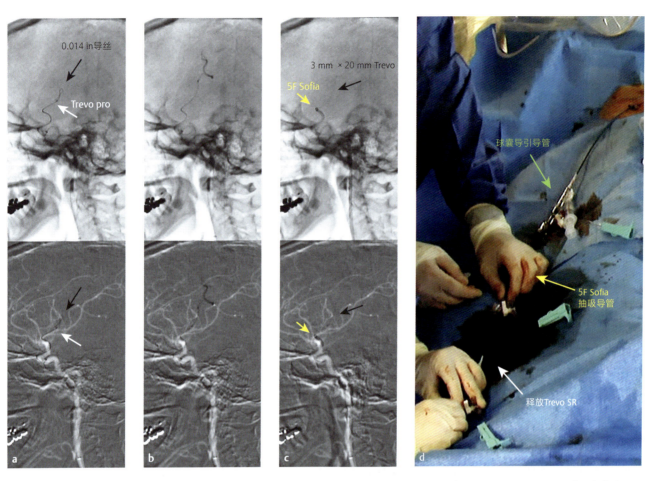

图12.9   大脑中动脉M3段闭塞支架取栓的关键步骤。a～c.侧位透视像（上图）和路图（下图）。a.使用0.014 in的微导丝［黑色箭头，Synchro（Stryker）］和0.021 in Trevo Pro微导管（白色箭头，Stryker）穿过闭塞段。b.显示了通过微导管冒烟来确认远端血管。c.显示3 mm×20 mm Trevo SR（黑色箭头，Stryker）和5F Sofia抽吸导管（黄色箭头，MicroVention）。d.照片显示Trevo SR释放过程（白色箭头），此时助手需协助固定抽吸导管（黄色箭头）。注意，本例术中同时使用了球囊导引导管

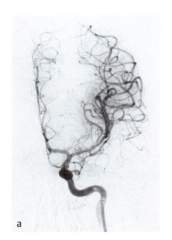

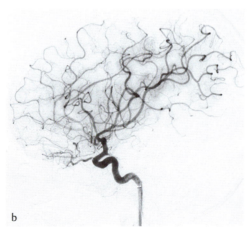

图12.10   术后最终DSA。正位DSA（a）和侧位DSA（b），大脑中动脉取栓术后造影，显示血管成功再通

12.3.2　病例12.2　动脉内溶栓治疗大脑中动脉M3/M4段闭塞

本例介绍了当抽吸或支架取栓失败或不可行时，局部药物溶栓的治疗方法（视频12.2；图12.11 ～图12.14 ）。

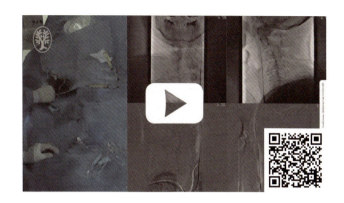

视频12.2　大脑中动脉M3/M4段闭塞的动脉内溶栓治疗

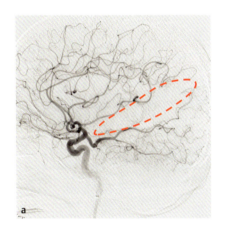
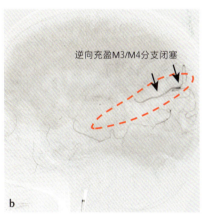

逆向充盈M3/M4分支闭塞

图12.11　术前DSA。DSA，左侧ICA侧位造影，动脉期（a）和毛细血管期（b）。如本例所示，如果闭塞动脉非常远，即使是DSA，也很难识别，此时需仔细观察毛细血管期造影图像，可观察到造影剂充盈缺损的区域（红色虚线区域），同时可见通过软膜侧支逆向充盈受累区域（图b中的箭头）。这是一种非常远端的动脉闭塞，受累血管的管径非常小，传统的机械取栓方法风险大

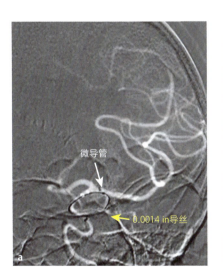
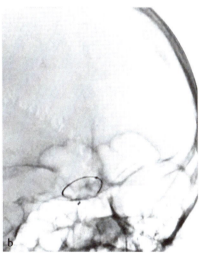

微导管

0.0014 in导丝

图12.12　将微导管送达靶血管。斜位路图（a）和透视像（b），左侧ICA造影显示使用微导管［Velocity（Penumbra）］和0.014 in微导丝［图a中的箭头，Synchro（Stryker）］对左侧MCA进行超选

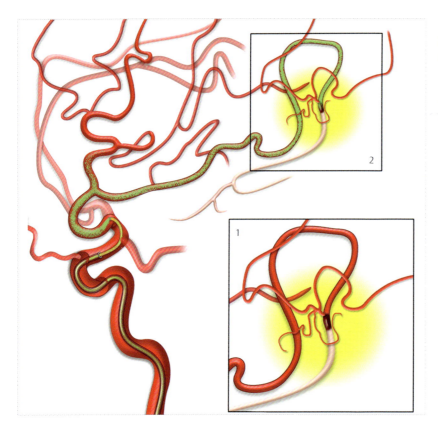

图12.13 药物溶栓的示意图。如图（1）所示，左侧大脑中动脉（MCA）极远端分支闭塞机械取栓风险高、难度大。在图（2）中，阐明了药物溶栓的优点：微导管可以放置在更近端的位置，药物［如重组组织型纤溶酶原激活剂（rtPA，绿色）］可随血流向更远的方向移动，到达并作用于血栓

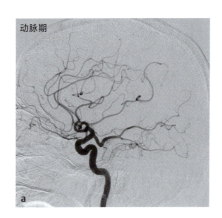

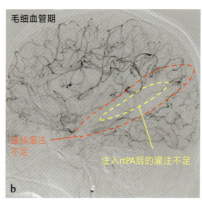

图12.14 术后最终DSA。左侧ICA侧位造影，动脉期（a）和毛细血管期（b）。红色虚线区域为术前大脑中动脉流域内的灌注不足区域。局部给予重组组织型纤溶酶原激活剂（rtPA）后，灌注延迟的范围显著减小（黄色虚线区域）

第13章　大脑前动脉闭塞

概述

　　由孤立的近端大脑前动脉（ACA）闭塞而引起的急性缺血性脑卒中非常罕见。此类患者基本上被排除在随机研究之外，根据一些登记研究研究的数据推算，其发生率约为1%。大脑前动脉闭塞更常见的原因是颈动脉血管成形术（使用或未使用支架）的血栓栓塞并发症、颈内动脉颅内段取栓术后的残余栓塞，或者是大脑中动脉取栓术后出现的新流域栓塞。直接抽吸和支架取栓是主要的机械取栓方法。

　　关键词：大脑前动脉、抽吸，新流域栓塞，支架取栓

13.1　解剖与影像学特征

- 基线多模态无创成像非常有助于诊断大脑前动脉闭塞的存在和范围。颈内动脉颅内段闭塞（颈内动脉末端T形闭塞）的血栓常可累及大脑前动脉A1段，但由于前交通动脉开放，大脑前动脉远端灌注可不受影响。这就可以解释为什么颈内动脉颅内段闭塞患者经常会不呈现同侧大脑前动脉区域的灌注影像异常（图13.1）。

- 如果取栓中怀疑残余血栓致大脑前动脉闭塞，可进行对侧颈内动脉造影，以区分是"孤立的大脑中动脉"这种解剖变异还是真正的大脑前动脉闭塞。这种评估对于术前影像资料难以明确大脑前动脉状态的患者尤为重要（图13.2）。

13.2　技术要点及关键步骤

- 直接抽吸和支架取栓的关键步骤与第9章和第10章中所述相同。对于抽吸取栓，由于大脑前动脉的直径比大脑中动脉小，我们通常选择较小的抽吸导管，如0.055 in的5F Sofia（MicroVention）、0.054 in的Jet D（Penumbra）或0.045 in的Zoom 45（Imperative Care）。

- 操控抽吸导管进入大脑前动脉可能是比较困难的，使用微导管或双微导丝可有助于减少抽吸导管在A1起始部的卡顿（图13.3）。

- 对于支架取栓术，我们更喜欢使用直径更小的取栓支架，比如3 mm的Trevo（Stryker）或者可调节取栓支架 [Tigertriever（Rapid Medical）]，同时术中还应使用抽吸导管进行近端抽吸，这样可减少取栓支架与内皮的相互作用，最大限度地降低夹层的风险（图13.4）。

- 对于ACA极远端闭塞，我们更多建议使用抽吸取栓或静脉注射阿替普酶（rtPA）进行药物溶栓或糖蛋白Ⅱb/Ⅲa抑制剂（图13.4）进行治疗。

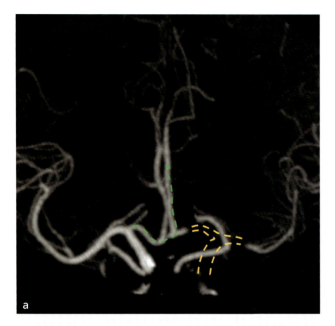
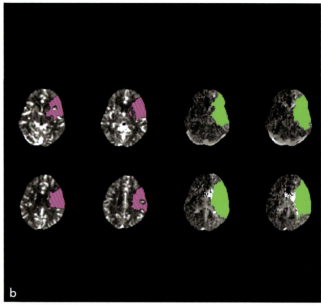

图13.1　颈内动脉末端（ICA-T）闭塞，大脑前动脉远端通畅。a.颅脑CT血管成像（CTA）三维（3D）重建。黄色虚线所示为ICA-T充盈缺损，其中充满血栓，同时可见对侧颈内动脉（ICA）经前交通动脉向左侧A1段以远供血（绿色虚线）。b.CTP图像，显示左侧大脑中动脉区域低灌注，而左侧大脑前动脉区域无灌注异常（紫色区域为核心梗死区；绿色区域为缺血半暗带）

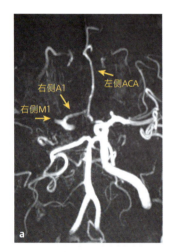
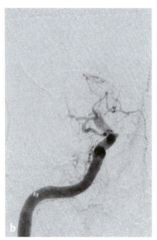
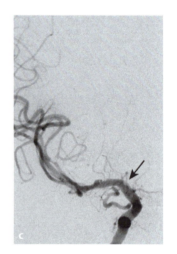
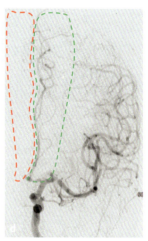

图13.2　机械取栓术中证实大脑前动脉闭塞。a.磁共振血管成像（MRA）显示右侧颈内动脉无信号，疑似闭塞，右侧M1和A1段近端可见动脉显影，但右侧大脑前动脉远端无显影。仅凭MRA结果，很难准确地了解颅内动脉闭塞的情况。b.正位DSA，显示右侧ICA-T闭塞。c.DSA，显示右侧大脑中动脉取栓后恢复通畅，但右侧大脑前动脉没有显影，A1起始处有一处细微的充盈缺损，有可能是由于血栓位于A1的起始部（箭头）。d.DSA，左侧颈内动脉正位造影显示其仅供应左侧大脑前动脉区域（绿色虚线区域），右侧大脑前动脉未显影（红色虚线区域），这提示着右侧A1段为新发闭塞，并向远端延伸，而这一情况在基线时并不存在（基于图a所示的MRA结果分析）

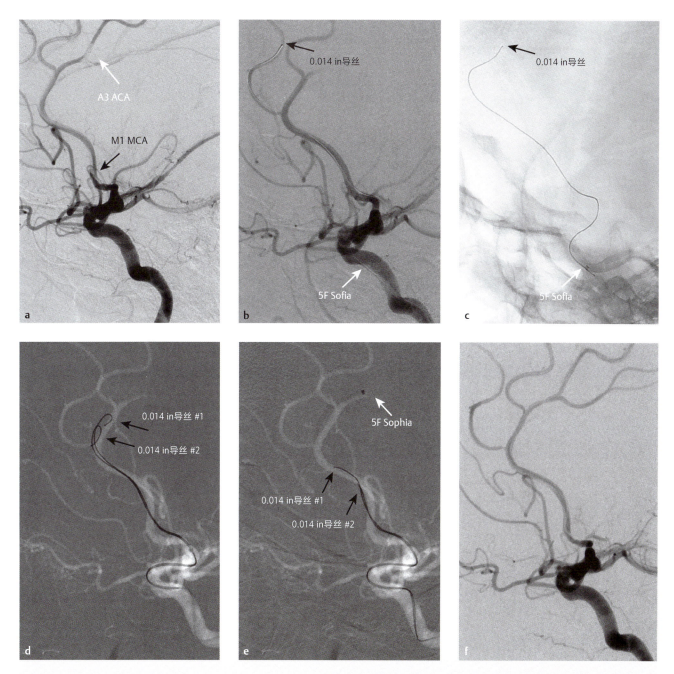

图13.3　大脑前动脉闭塞抽吸取栓。a.侧位DSA，显示大脑前动脉A3段远端闭塞（白色箭头指胼周动脉内的血栓），同时合并大脑中动脉M1段闭塞（黑色箭头）。侧位DSA（b）和透视像（c），显示将0.014 in微导丝［Synchro（Stryker）］超选至大脑前动脉，导丝头端位于大脑前动脉扣带缘上回支（黑色箭头）。白色箭头指示5F Sofia抽吸导管（MicroVention），抽吸导管不能仅靠导丝辅助超选至大脑前动脉。d.侧位路图，显示将另一根0.014 in［Synchro（Stryker）］微导丝超选至大脑前动脉，两根导丝均置于胼周动脉（箭头）。注意导丝头端需J形塑形，以确保导丝进入直径最大的大脑前动脉分支，通常这些较大的分支就是血栓行进的路径。e.侧位路图，显示回撤两根微导丝（黑色箭头），抽吸导管成功到达血栓处（白色箭头）。f.侧位DSA,显示大脑前动脉恢复通畅,接着进行大脑中动脉取栓（无图像）

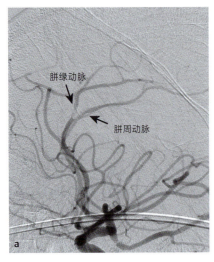
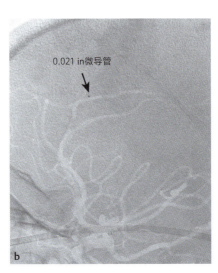
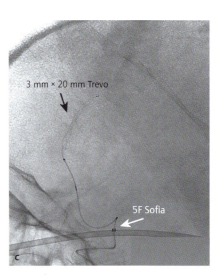

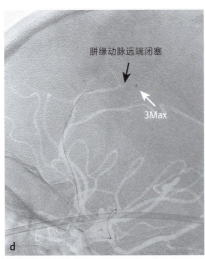
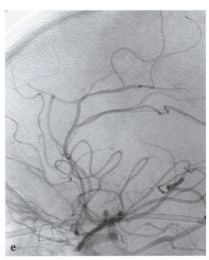

图13.4　大脑前动脉闭塞，支架取栓治疗。a.脑血管造影，侧位图，显示大脑前动脉A2段分叉处血栓，累及胼周动脉和胼缘动脉（黑色箭头）。b.侧位路图，显示 0.021 in微导管［Trevo Pro（Stryker）］置于胼缘动脉闭塞的远端（箭头）。c.透视像，显示取栓支架［黑色箭头，3 mm × 20 mm Trevo（Stryker）］和抽吸导管［白色箭头，5F Sofia（MicroVention）］位置。d.侧位路图，随后进行支架取栓。术后出现大脑前动脉胼缘动脉的远端栓塞（黑色箭头），选择0.035 in远端抽吸导管［3Max（Penumbra）］进行抽吸取栓。e.侧位DSA，显示抽吸取栓成功，大脑前动脉再通

13.3　病例（视频和图像）

13.3.1　病例13.1　大脑前动脉A2段闭塞，直接抽吸

- 患者突发严重的右侧肢体偏瘫。一般来说，瘫痪侧上肢肌力会比下肢更差，但本患者右下肢肌力明显更差。该病例为孤立的大脑中动脉（MCA）和大脑前动脉（ACA）闭塞，术前给予rtPA静脉溶栓（视频13.1；图13.5～图13.10）。

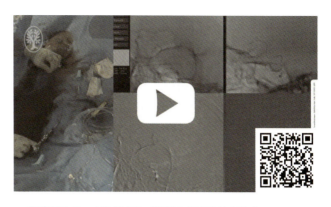

视频13.1　大脑前动脉A2段闭塞的直接抽吸治疗

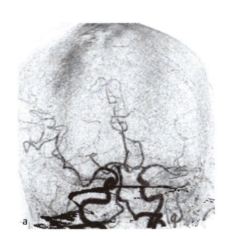
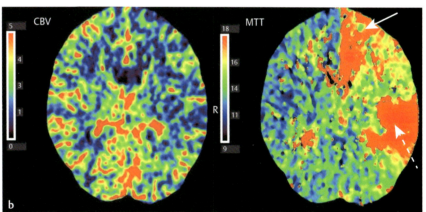

图13.5　基线无创影像。a.CTA三维（3D）重建，显示左侧MCA分支稀疏减少，但没有发现明显的近端闭塞。b.CTP图像，显示左侧大脑中动脉（白色虚线箭头）和大脑前动脉（白色实线箭头）供血区域受累：脑血容量（CBV；左图）和延长的平均通过时间（MTT；右图）

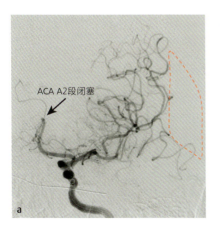
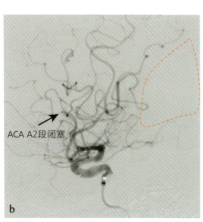

图13.6　基线DSA。a、b.正位和侧位DSA，左侧颈内动脉造影，证实左侧大脑前动脉（ACA）A2段闭塞（箭头），红色虚线区域内无造影剂染色，提示大脑中动脉（MCA）远端也有分支闭塞

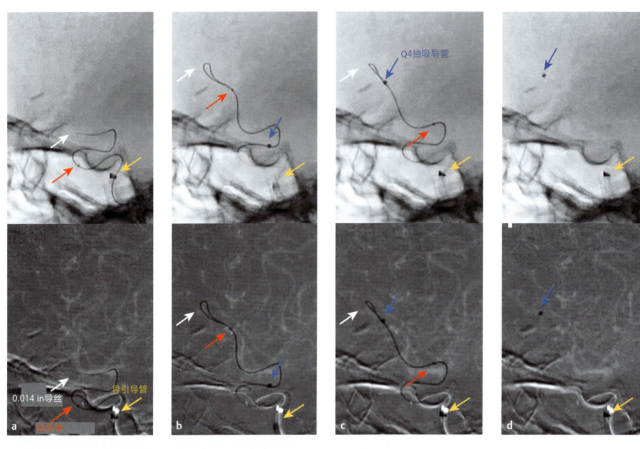

图13.7   抽吸导管超选大脑前动脉。a ~ d.侧位透视像（上图）和路图（下图），显示将Q4 抽吸导管（MIVI）在微导管［0.025 in Velocity（Penumbra）］和0.014 in导丝辅助下超选。微导丝［Synchro（Stryker）］头端J形塑形。Q4内腔较大，需微导管辅助支撑；而Q3导管内腔较小，可以仅用微导丝导引。黄色箭头指示TrackStar导引导管（Imperative Care），蓝色箭头指示Q4 抽吸导管，红色箭头指示Velocity微导管，白色箭头指示Synchro导丝

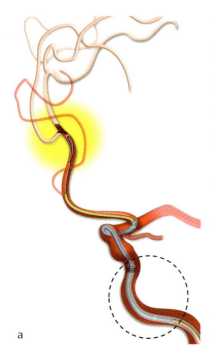

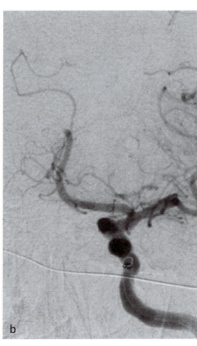

图13.8   a.大脑前动脉（ACA）抽吸取栓的示意图。本图展示了MIVI系列导管的价值。Q4导管以类似钓鱼竿的方式，通过导引导管进行输送（虚线区域为导引导管和Q4抽吸导管重叠部分）。为了获得最佳的导管性能，需要使用0.088 in内径的导引导管，如Neuron Max（Penumbra）、Ballast（Balt）、Trackstar（Premitive Carey）。与其他抽吸导管不同的是，MIVI导管需要对导引导管直接进行抽吸。由于系统近端部分内腔更大，因此也获得了更强的抽吸力。b.DSA术中视图

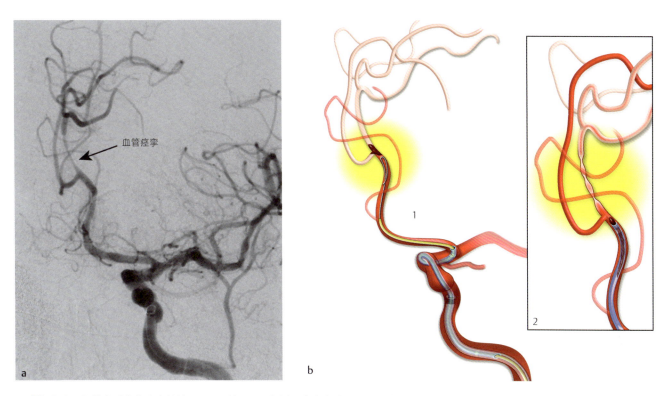

图13.9 取栓术后血管痉挛的处理。a.正位DSA，左侧颈内动脉造影，显示左侧大脑前动脉抽吸取栓，一次操作，成功再通，术后可见局部血管痉挛（箭头），这可能是由于抽吸导管刺激所致。b.示意图显示了闭塞的大脑前动脉A2 段和微导丝、微导管以及Q4 抽吸导管同轴超选闭塞段。用Q4 导管抽吸血栓后，发现大脑前动脉局部血管痉挛（步骤1）。这一情况可通过静脉内输注5 ~ 10 mg维拉帕米有效治疗（步骤2）

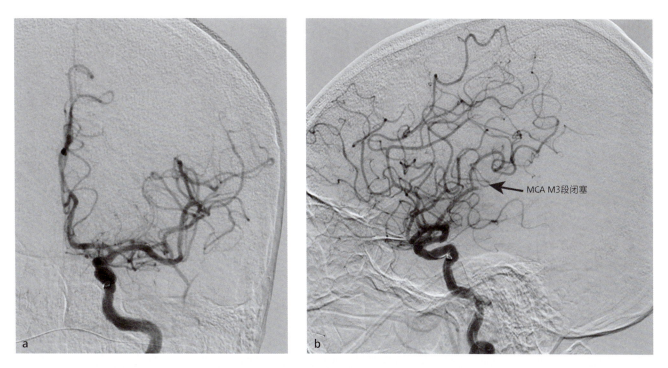

图13.10 大脑前动脉取栓加维拉帕米治疗后的DSA。正位图（a）和侧位图（b），显示ACA闭塞再通良好，无残余的血管痉挛。侧位图可见MCA M3段远端闭塞（箭头），该病变适合抽吸取栓或小规格支架装置取栓（无图像）

13.3.2　病例13.2　大脑前动脉A2段闭塞，支架取栓

- 患者突发严重右侧肢体偏瘫和忽视。术者采用取栓支架结合抽吸取栓治疗孤立的大脑前动脉（ACA）A2段近端闭塞（视频13.2；图13.11 ~ 图13.14）。

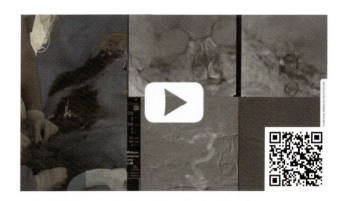

视频13.2　大脑前动脉A2段闭塞的支架取栓治疗

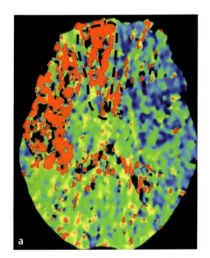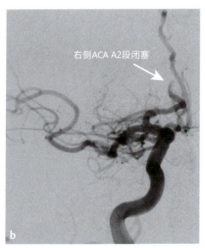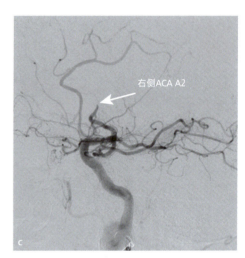

图13.11　基线无创影像和DSA。a.CT灌注成像（CTP）显示右侧大脑前动脉（ACA）区域（虚线区域）有明显的低灌注区，提示右侧ACA闭塞。正位DSA（b）和侧位DSA（c），显示右侧ACA A2段近端闭塞（白色箭头），左侧ACA显影

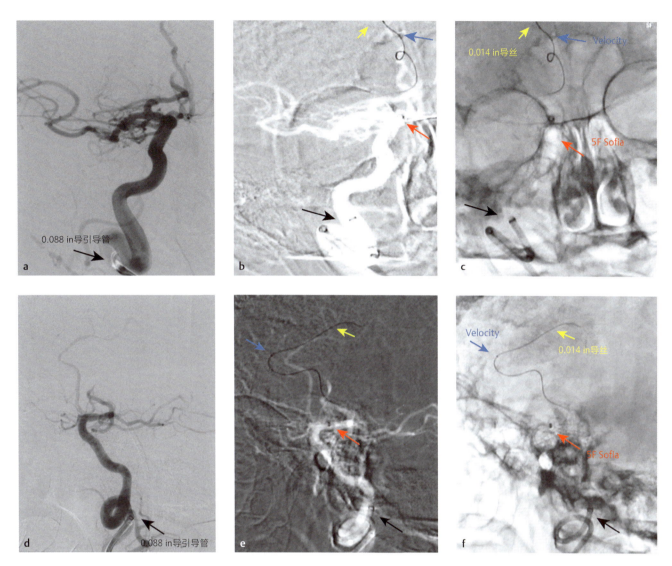

图13.12　建立进入右侧颈内动脉（ICA）和大脑前动脉（ACA）的通路。正位DSA（a）、路图（b）和透视像（c），右侧颈内动脉造影显示进入大脑前动脉A2段的通路，可见右侧颈内动脉颈段远端迂曲。遂选择三同轴技术建立通路，包括0.088 in导引导管［黑色箭头，Neuron Max（Penumbra）］、中间导管［红色箭头，5F Sofia（MicroVention）］和0.025 in微导管［蓝色箭头，Velocity（Penumbra）］。图中显示，0.014 in微导丝［箭头，Synchro（Stryker）］和微导管已经穿过闭塞段，准备输送取栓支架。侧位DSA（d）、路图（e）和透视像（f），箭头标示同a～c

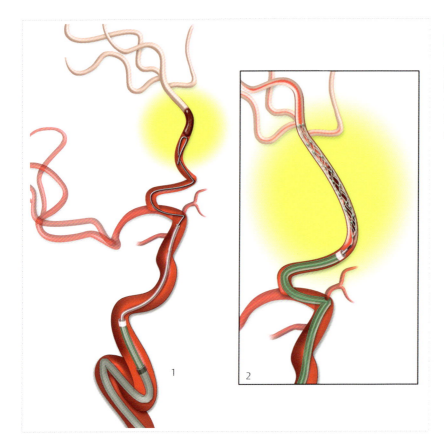

图**13.13** ACA支架取栓的示意图。首先尝试仅通过导丝/微导管辅助将抽吸导管输送到大脑前动脉，微导丝、微导管不穿过血栓（黄色突出区域），未成功（步骤1）。遂拟行支架取栓。将微导丝/微导管穿过病变，释放取栓支架锚定，将抽吸导管推送至血栓的近端（步骤2）

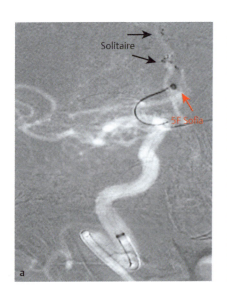

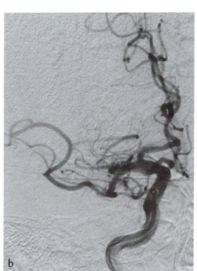

图**13.14** ACA支架取栓。a.正位路图，显示4 mm × 20 mm Solitaire（Medtronic）置于右侧大脑前动脉内（黑色箭头），锚定作用下，将抽吸导管送至右侧大脑前动脉A2段，固定血栓的近端（红色箭头）。b.正位DSA，大脑前动脉取栓术后造影，显示右侧大脑前动脉成功再通，随后进行右侧大脑中动脉（MCA）M2段的取栓治疗（未展示）

第14章　椎动脉闭塞

概述

椎动脉（VA）闭塞是造成急性卒中的病因之一，可表现为位于椎动脉起始部（通常是由于潜在的动脉粥样硬化病变）或者更远端（主要是由于椎动脉夹层）的孤立病变。椎动脉狭窄或闭塞也可以在串联病变中遇到，常合并远端的基底动脉（BA）闭塞。

关键词： 球扩支架、解剖、药物洗脱支架，开口病变

14.1　解剖与影像学特征

- 椎动脉在解剖学上通常分为4个节段：V1（孔前段）、V2（椎间孔段）、V3（脊髓外段）、V4（颅内段）（图14.1）。
- 动脉粥样硬化是导致椎动脉起始段闭塞或局限性狭窄的最常见原因。CT血管造影（CTA）或磁共振血管造影（MRA）可能低估或高估椎动脉的狭窄程度。在临床上出现高度疑似椎动脉流域相关征象时，即使无创影像学检查显示基底动脉通畅，也应考虑急诊行脑血管造影术（图14.2）。
- 在颈部CTA上，椎动脉起始部病变可因锁骨下静脉的造影剂伪影而难以准确显示，这可能是由于静脉注射造影剂的时机不当或心排血量不佳所致（图14.3）。

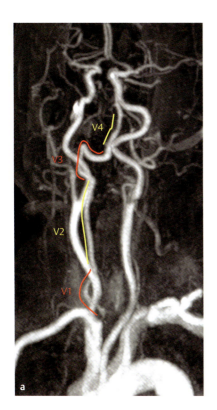
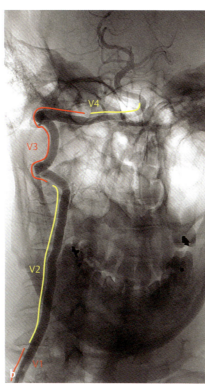

图14.1　椎动脉（VA）分段。a.头颈部MRA，正（AP）位，提示患者右侧椎动脉起始部重度狭窄，左侧椎动脉严重发育不良。V1段（横突孔前段）起始于椎动脉起点，通常进入C6横突孔。V2段（椎间孔段）沿横突孔上行至C2水平。V3段（脊髓外段）是从C2到硬脑膜。V4段（颅内段）与对侧椎动脉汇合形成基底动脉（BA）。b.右侧椎动脉造影，正位，图中展示了V1～V4段

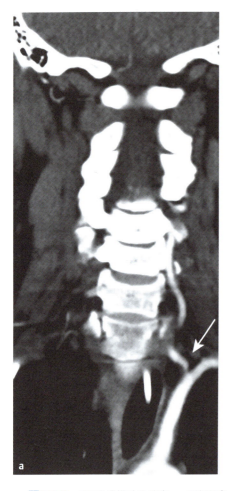
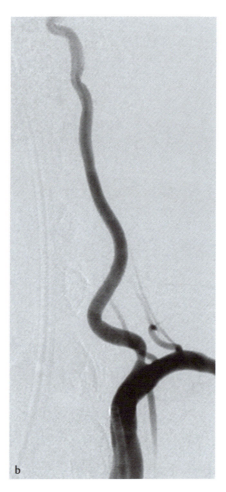
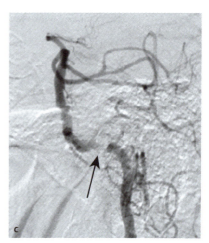
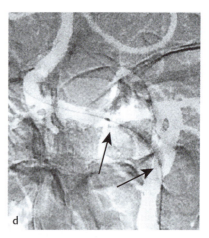

图14.2　CTA误诊椎动脉狭窄。a.后循环急性卒中患者的冠状位CTA，显示疑似椎动脉起始部狭窄（箭头）。b.正位DSA，显示左侧椎动脉起始部仅50%狭窄。仅此部位狭窄并不会导致血流受限。c.斜位DSA，颅内观显示左侧椎基底动脉汇合处严重的局限性狭窄、血流受限（箭头），这才是导致中风症状的原因。d.路图，展示了对这一限流性狭窄行血管成形术的过程，箭头所指为非顺应性冠脉球囊的近端和远端标记

- VA易与颈深动脉的分支混淆，造成误诊（图14.4）。
- 位于较远端的椎动脉闭塞，应怀疑是动脉夹层所致（图14.5）。
- 对于颈内动脉（ICA）闭塞的病例，其中后循环也为受累区域提供了大量的血供，椎动脉支架成形可以用来增加颅内血流。CTP成像通常帮助神经介入术者确定缺血区域，并评估治疗后血流的变化（图14.6）。

14.2　技术要点及关键步骤

- 锁骨下动脉（SA）的严重迂曲非常常见，因此桡动脉入路更为合理，通常会根据椎动脉受累情况，来决定经右侧还是左侧桡动脉作为入路。
- 如果选择经股动脉入路，我们更喜欢选择"较硬"的导引导管，如0.070 in的Envoy（Codman）或6F长鞘［Cook Shuter（Cook Medical）］。同时，可以使用诸如0.018 in的V18（Boston Scientific）之类的"伴行"导丝来提供额外支撑（图14.6）。
- 对于椎动脉起始部的狭窄，首选球扩冠脉支架（图14.6）。球扩支架采用快速交换系统，仅需

使用200 cm长的微导丝［我们更喜欢带有额外支撑的0.014 in导丝，如Transcend（Stryker）或Spartacore（Abbott）］，同时还可以提供治疗高度钙化斑块所需的足够的径向支撑力。此外，球扩支架可同时完成血管成形和支架植入，可将栓塞风险降至最低，因此在椎动脉手术中通常不使用保护伞等远端血栓保护装置。

- 裸金属支架需要3个月的双抗治疗（DAPT），而药物洗脱支架（DES）通常需要12个月的双联抗血小板治疗。

- 对于可能潜在的夹层最好选用颅内支架进行治疗， 如Neuroform Atlas（Stryker） 或Enterprise（Codman）（图14.5）。

14.3　要点与难点

- 如果需要预扩张，应避免使用高顺应性颅内球囊［如Hyperglide（Medtronic）或Transform（Stryker）］；它们不仅不能产生足够的径向支撑力进行血管成形，同时还可能造成狭窄远端的椎动脉破裂。预扩张应该选用非顺应性的冠脉球囊或半顺应性的Gateway球囊（Stryker）。

- 治疗椎动脉狭窄时最容易出现的问题是为了追求"完美"定位，试图将支架尽量少地突入锁骨下动脉，反而导致治疗中支架向远端移位，并需要再次植入支架补救（图14.7）。

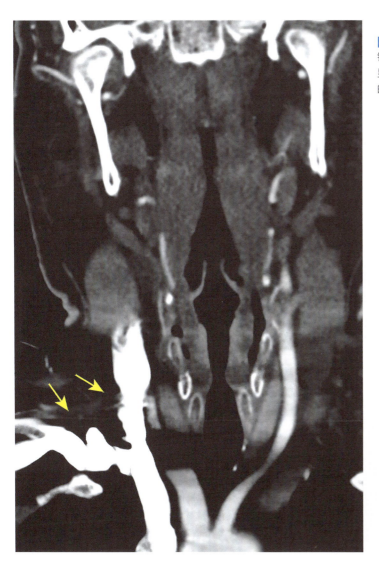

图14.3　CTA的线状伪影。颈部冠状位CTA，显示右侧锁骨下动脉（SA）和颈静脉（箭头）内碘造影剂造成明显的线状伪影。在这种情况下，CTA对右侧椎动脉起始部的评估价值有限

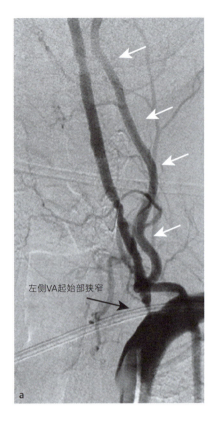
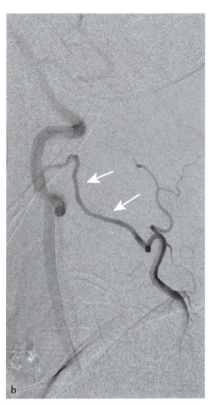

左侧VA起始部狭窄

图14.4　颈深动脉。a.正位DSA，左侧锁骨下动脉造影显示椎动脉起始部重度狭窄（黑色箭头）。在CTA中，由于左侧椎动脉（VA）被误认为是颈深动脉（白色箭头），导致此处狭窄被漏诊。颈深动脉与VA平行，通常从VA起始部远侧的肋颈干发出。b.侧位DSA，显示颈深动脉在V3段与椎动脉吻合（箭头）

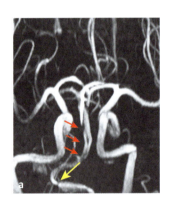
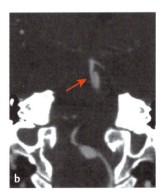
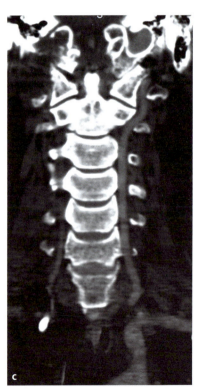
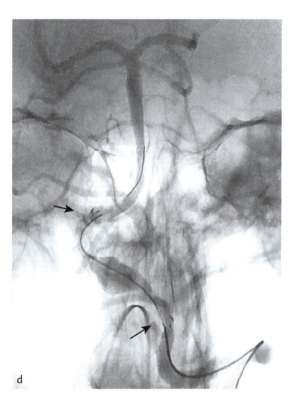

图14.5　限流性椎动脉V4段夹层。a.冠状位MRA，显示左侧椎动脉（VA）V4段夹层延伸至基底动脉（BA，红色箭头），V4段狭窄致血流受限（黄色箭头），同时伴有近端的梭形假性动脉瘤。b.冠状位CTA，未发现任何钙化的证据，再次证明本病例的潜在病因是夹层，而不是其他病因（如动脉粥样硬化）。CTA显示夹层几乎延伸到基底动脉顶端（箭头）。c.颈部冠状位CTA，显示左侧椎动脉近端通畅。d.正位DSA，显示颅内支架的到位释放［Enterprise（Codman）］，箭头所指为近端和远端的支架标记

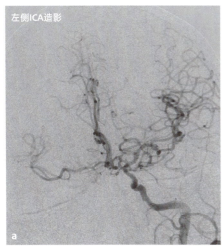

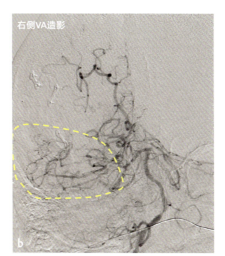

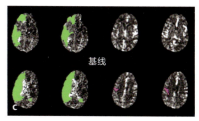

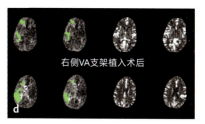

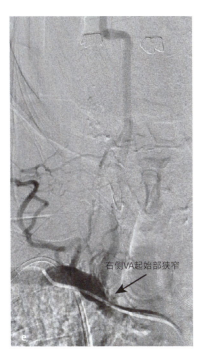

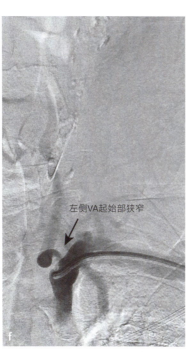

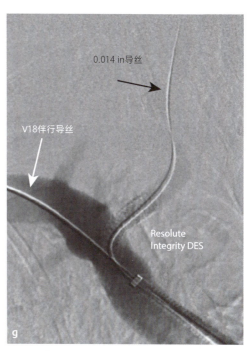

图14.6　椎动脉（VA）起始部支架成形，以增加前循环的血供。a.左侧ICA慢性闭塞患者，正位DSA，仅显示右侧MCA部分显示不清。b.正位DSA，右侧椎动脉造影，显示右侧大脑后动脉通过软脑膜侧支对右侧大脑中动脉的部分供血（圈出区域）。c.CT灌注成像（CTP）显示右侧大脑中动脉区域有明显的低灌注(绿色)。d.右侧椎动脉支架植入术后，右侧大脑中动脉区域的低灌注区域缩小(绿色)。e.DSA，右侧锁骨下动脉造影，显示右侧VA起始部重度狭窄（箭头）。f.左侧锁骨下动脉造影，可见同时合并左侧VA起始部重度狭窄（箭头）。鉴于左侧VA起始部较右侧更加迂曲，拟行右侧VA支架成形术。g.DSA，右侧锁骨下动脉造影，显示植入冠脉球扩支架［4 mm×18 mm Resolte Integrity药物洗脱支架（Medtronic）］后，右侧VA起始部恢复正常血流。可以看到1/4～1/3的支架长度延伸到SA中，以防止支架近端移位（通常被称为"嗑瓜子"效应）。在造影确认支架最佳状态位置之前，应将0.014 in的微导丝（黑色箭头）位置固定，同时使用另一根微导丝（白色箭头，V18伴行导丝）对导引导管［6F Cook shuttle（Cook Medical）］提供额外支撑

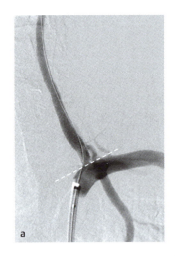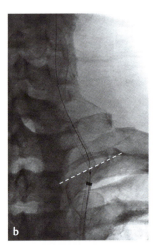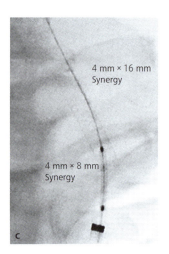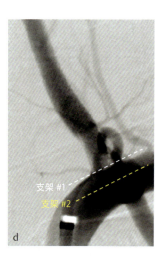

图14.7　椎动脉（VA）起始部的支架移位。正位DSA（a）和透视像（b），显示植入球扩式冠脉支架治疗左侧VA起始部狭窄[4 mm × 16 mm Synergy（Boston Science）]。虚线对应于支架的近端，支架在透视像上显示最为清楚。b.支架释放后不久，出现支架移位。c.正位透视像，显示第二枚支架输送到位（另一枚4 mm × 8 mm的Synergy），已与第一枚支架重叠。这一病例说明在造影确认手术结果满意之前，保持导丝在位非常重要。输送、释放新的支架可能会进一步导致支架移位和/或变形。d.DSA，左锁骨下动脉（SA），在植入第二枚支架后。白色和黄色虚线分别对应于第一枚和第二枚支架的近端。将支架略突入SA内可防止支架移位的发生

14.4　病例（视频和图像）

病例14.1　椎动脉开口支架植入及球囊成形术

　　本例，患者表现为急性发作的共济失调、复视和构音障碍。急诊无创影像学检查明确诊断，为左侧椎动脉（VA）起始部狭窄，前向血流受限，同时右侧椎动脉未显影（视频14.1；图14.8 ~ 图14.12）。

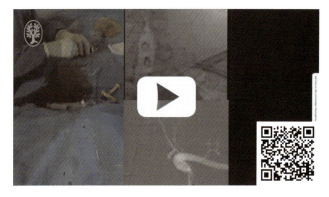

视频14.1　椎动脉开口支架植入和开口病变球囊成形术

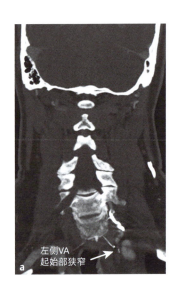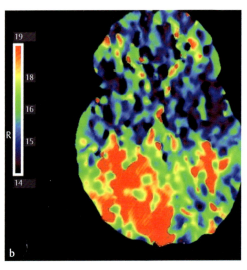

图14.8　患者急诊检查获取的基线影像。a.冠状位颈部CTA，显示左侧椎动脉（VA）起始部重度狭窄（箭头），局部高密度，提示可能为钙化斑块。b.CTP图像，显示后颅窝区域血流达峰时间（TTP）延长

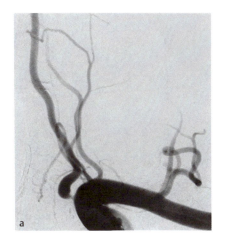

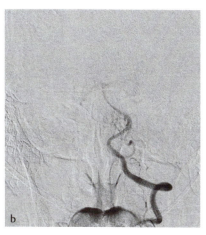

图14.9 基线DSA。a.左锁骨下动脉（SA）正位造影，确认左侧椎动脉（VA）起始部重度狭窄。b.左侧SA造影，颅内段，显示基底动脉（BA）及其分支充盈减少，提示狭窄导致远端血流受限

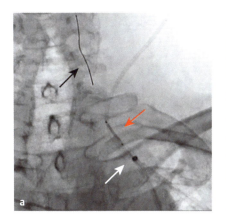

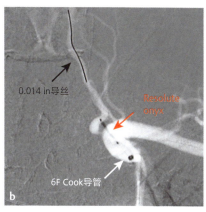

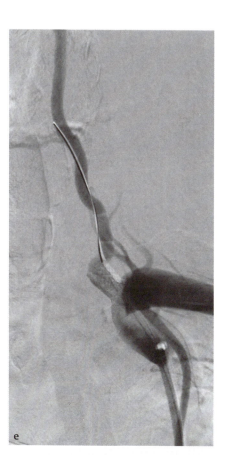

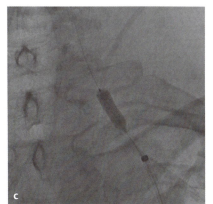

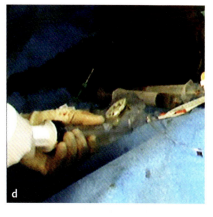

图14.10 通过病变，植入支架。透视像（a）和路图（b），显示选择0.014 in微导丝［黑色箭头，Spartacore（Abbott）］超选进入左侧椎动脉（VA），Resolute Onyx（红色箭头）球扩支架（Medtronic）沿导丝输送到位。该支架远、近端均有不透射线的标记，便于支架准确定位。术中使用6F Cook导管（Cook Medical）（白色箭头）。c.透视像显示球囊充盈扩张。d.照片显示术者充盈球囊。压力泵可以控制球囊的充盈和释放的压力，确保不会超过球囊的爆破压。e.左锁骨下动脉（SA）造影，证实支架植入成功

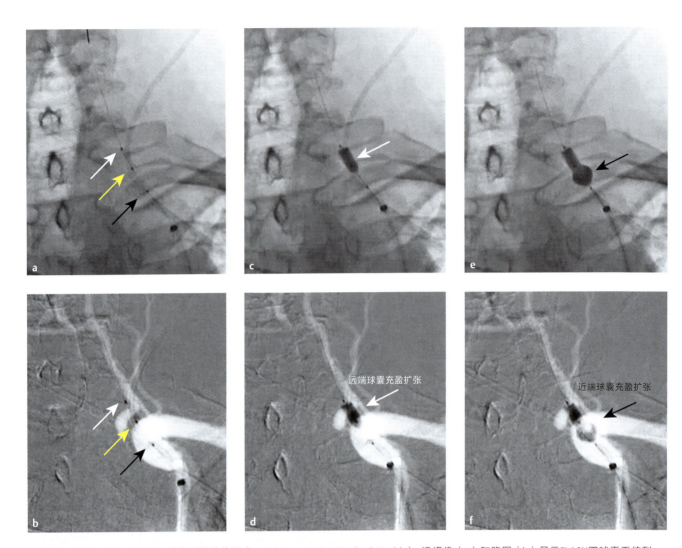

图14.11 Ostial FLASH双球囊系统的使用（Ostial Corporation/Cardinal Health）。透视像（a）和路图（b）显示FLASH双球囊系统到位。该系统为快速交换系统，可以很容易地移除安装在支架上的球囊，并在导丝上输送FLASH球囊。FLASH球囊有3个标记，分别代表远端标记（白色箭头）、中间标记（黄色箭头）以及近端标记（黑色箭头），球囊应整体伸出导引导管。透视像（c）和路图（d）显示使用压力泵充盈远端非顺应性球囊（箭头）。透视像（e）和路图（f），显示用1 mL注射器进行近端低压顺应性球囊的充盈（箭头），使支架近端边缘完全打开

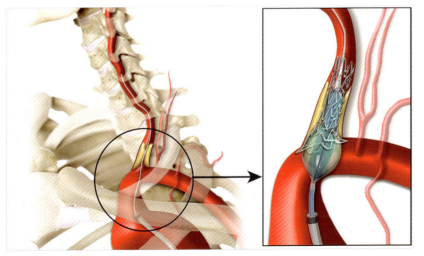

图14.12 Ostial球囊系统使用示意图。左图显示了左侧椎动脉（VA）起始部重度狭窄，将导引导管指向左侧VA，后将微导丝穿过病变。右图描绘了Ostial球囊系统如何利用其双球囊设计实现支架近端边缘的充分打开和最佳贴壁

第15章 基底动脉闭塞——机械取栓术

概述

　　椎动脉（VA）闭塞是造成急性卒中的病因之一，可表现为位于椎动脉起始部（通常是由于潜在的动脉粥样硬化病变）或者更远端（主要是由于椎动脉夹层）的孤立病变。椎动脉狭窄或闭塞也可以在串联病变中遇到，常合并远端的基底动脉（BA）闭塞。

　　关键词： 基底动脉、大脑后动脉、支架取栓

15.1　解剖与影像学特征

- 疑似急性BA闭塞，应立即行CTA或MRA。与前循环LVO的情况类似，平扫CT上是否有BA高密度征取决于血栓成分（图15.1）。

- 因后颅窝伪影的影响，后循环阿尔伯塔卒中计划早期CT评分（PC-ASPECTS）的临床价值有限。灌注成像对后循环卒中往往不具诊断价值（图15.2）。

- 基底动脉的走行非常多变。颈内动脉（ICA）通过后交通段（PCom）动脉直接供应大脑后动脉（所谓的"胚胎PCA"）时，可能被误认为BA尖急性闭塞（图15.3）。

- 仅凭CTA或MRA很难识别孤立的远端PCA闭塞。当存在PCA相关的临床症状，如对侧偏盲或灌注检查提示PCA供血区低灌注，应对相关的PCA影像进行仔细分析。

15.2　技术要点及关键步骤

- 桡动脉通路更适合于后循环取栓术。根据优势椎动脉（VA）的侧别，有可能需要选择左侧桡动脉作为入路。使用0.088 in的长鞘建立通路，如Ballast（Balt）或Infinity（Stryker），可兼容大多数当前的抽吸导管，并可选择使用多种取栓器械。

- 直接抽吸（图15.4）或支架取栓（图15.5）均可用于BA或PCA近端闭塞的治疗。

15.3　要点与难点

- PCA的P1段和ICA的后交通段（PCom）在血管直径、发育情况等解剖特征上存在非常大的个体差异，因此，要注意不要将P1段缺如或发育不良误判为P1段急性闭塞（图15.6）。

- 对于大多数PCA远端闭塞病例，我们倾向于选择使用更小直径的导管，如0.035 in 3Max（Penumbra）、Zoom 35（Imperative Care）（图15.7），或是采用局部药物溶栓治疗。

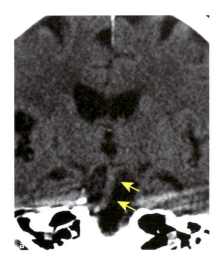

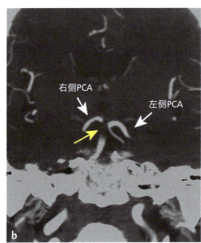

图15.1　急性基底动脉（BA）闭塞。a.冠状位平扫CT，BA区域未见明显异常，无明显血管高密度信号（箭头）。b.冠状位CTA显示BA远端充盈缺损（黄色箭头），符合急性BA闭塞；双侧大脑后动脉（PCA，白色箭头）由后交通段（PCom）动脉代偿显影。c.CTA三维（3D）重建，同样显示BA顶端充盈缺损（箭头）。d.左侧椎动脉（VA）DSA造影，确认BA闭塞

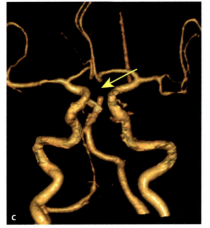

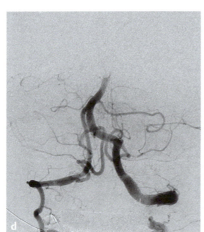

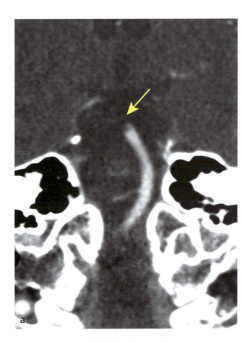

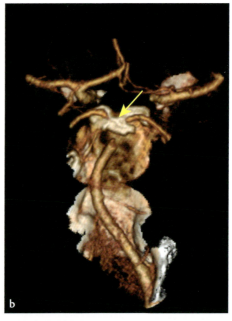

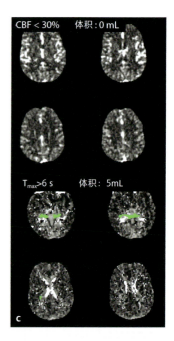

图15.2　BA闭塞病例的灌注成像示例。CTA，冠状位（a）和三维（3D）重建（b），显示BA尖闭塞（每张图中的箭头）。c.CT灌注（CTP）成像，Rapid-AI（缺血期）图像，显示$T_{max} > 6\ s$（下半部分）的区域并未按血管等比分布

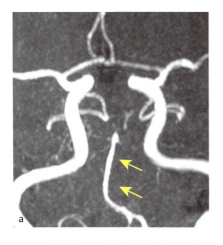

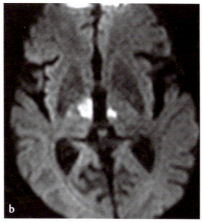

图15.3　双侧胚胎型大脑后动脉（PCA）变异。a.MRA 3D重建，显示基底动脉（BA，箭头）发育不良，双侧PCA均通过颈内动脉（ICA）供应。b.轴位MRI弥散加权成像（DWI），显示丘脑穿支动脉闭塞致双侧丘脑梗死。c.左侧椎动脉（VA）正位DSA，可见双侧PCA均未显影，双侧小脑上动脉［黑色箭头，右侧小脑上动脉（SCA）；红色箭头，左侧SCA］和丘脑穿通动脉（黄色箭头）可见造影剂充盈。d.左侧颈内动脉侧位DSA，可见同侧PCA显影（箭头）。本例患者不适合进行取栓治疗

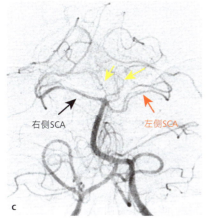

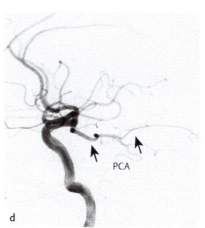

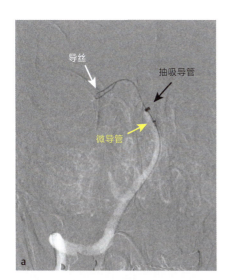

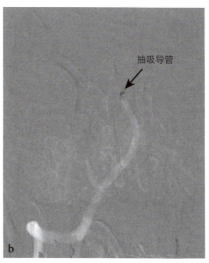

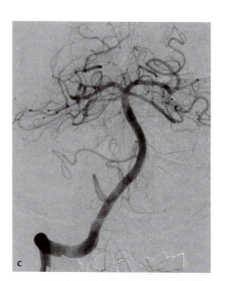

图15.4　BA闭塞的抽吸取栓术。a.右侧VA路图，显示0.014 in的微导丝穿过闭塞处［白色箭头，Synchro（Stryker）］，将6F抽吸导管［黑色箭头，Q6（MIVI）］沿微导管推送至血栓近端。虽然将微导丝穿过血栓可能导致远端栓塞，但当推送抽吸导管需要更强的支撑力时仍需类似操作。b.右侧VA路图，将微导丝、微导管移除，抽吸导管嵌入血栓近端，启动负压抽吸。c.右侧VA造影，取栓术后，单纯抽吸实现成功再通

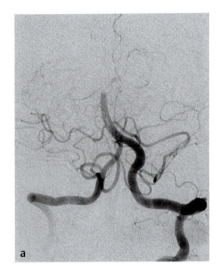

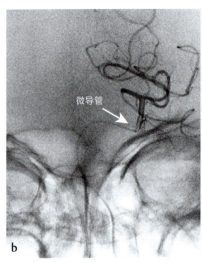

微导管

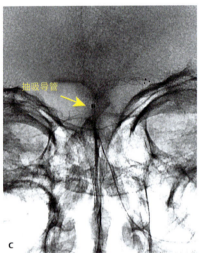

抽吸导管

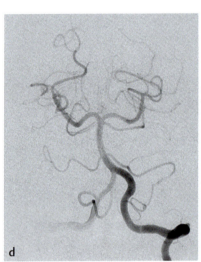

图15.5 BA闭塞的支架取栓术。a.正位DSA，左侧VA造影，显示BA尖端闭塞。b.微导管穿过闭塞段超选造影，微导管［Velocity（Penumbra）］头端位置如箭头指示。在输送、释放取栓支架前，一定要先确认微导管头端处于安全位置。c.透视下释放取栓支架［4 mm×20 mm Trevo（Stryker）］。箭头所指为用于抽吸的0.068 in中间导管［ACE 68（Penumbra）］。d.左侧VA造影，取栓术后，成功再通

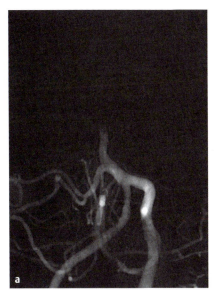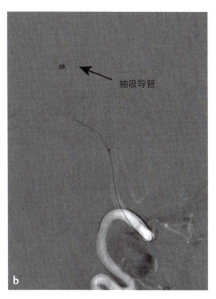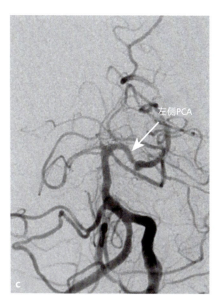

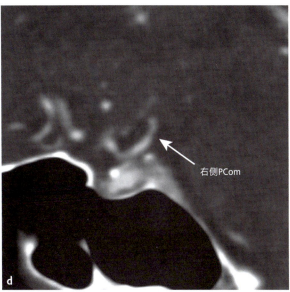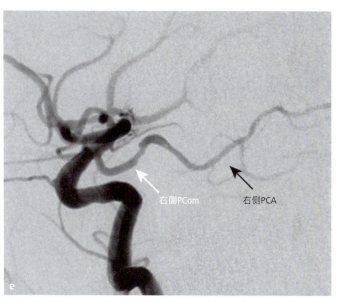

图15.6　BA取栓术中遇到的胚胎大脑后动脉（PCA）变异示例。a.正（AP）位路图，左侧VA造影，显示BA远端闭塞。b.侧位路图，显示抽吸取栓术。箭头所指为抽吸导管［6F Sofia（MicroVention）］的位置。c.正位左侧VA造影，取栓术后。左侧PCA通畅（箭头），右侧PCA未见显影。d.侧位CTA，显示右后交通动脉（PCom）比较粗大（箭头）。e.右侧ICA造影，显示右侧PCA显影明显，提示为右侧胚胎型PCA变异（黑色箭头），并不是右侧PCA闭塞的残端。白色箭头为右侧PCom

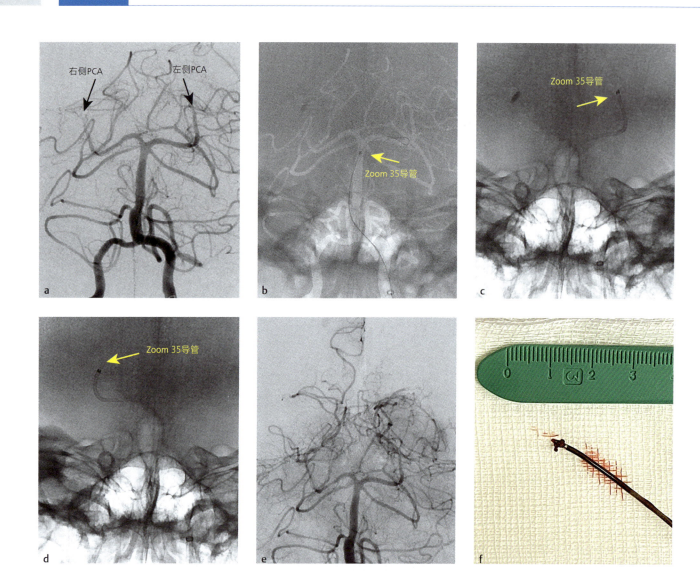

图15.7　远端大脑后动脉（PCA）抽吸取栓术。患者表现为突发的失明和意识模糊。a.正（AP）位左侧VA造影，可见双侧远端PCA闭塞（箭头），拟行抽吸取栓术。b.路图，左侧VA造影，在0.014 in的微导丝辅助下将0.035 in远端通路导管［箭头，Zoom 35（Imperative Care）］送至到左侧PCA。c.透视像显示Zoom导管位于左PCA远端（箭头）。撤出微导丝，进行抽吸取栓。d.透视像显示Zoom导管位于右PCA远端（箭头）。e.DSA，左侧VA造影，取栓术后，显示右侧PCA完全通畅，左侧PCA远端P4段闭塞；由于这个位置太远，无法进一步尝试取栓。f.照片显示血栓嵌入Zoom 35导管内

15.4　病例（视频和图像）

15.4.1　病例15.1　长鞘、中间导管和取栓支架联合治疗基底动脉闭塞

　　患者表现为突发非同向凝视、构音障碍和双侧肢体无力，诊断为基底动脉（BA）闭塞（视频15.1；图15.8～图15.12）。

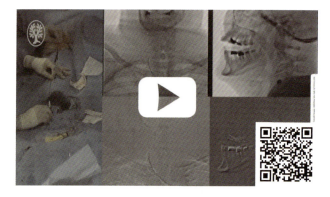

视频15.1　BA闭塞术中应用长鞘、中间导管和取栓支架

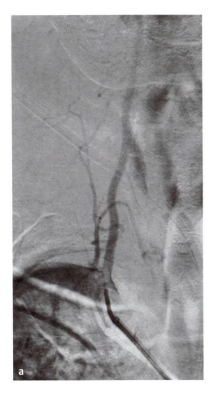 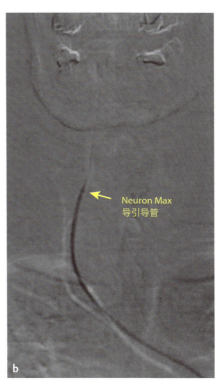 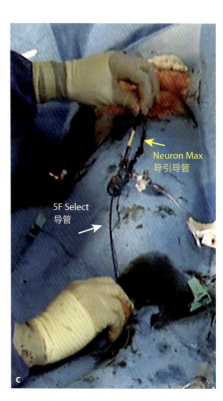

图15.8 基线颈部DSA。a.AP位DSA，右侧锁骨下动脉（SA）造影，显示右侧VA开口通畅。需要通过椎动脉的治疗时，桡动脉或者股动脉入路都是可行的，该病例选择后者。b.右侧SA路图下，将0.088 in的长鞘送入右VA［箭头，Neuron Max（Penumbra）］。c.操作照片，黄色箭头指示Neuron Max导引导管头端。白色箭头指示5F Select（Penumbra）导管，可以辅助Neuron Max导引导管到位

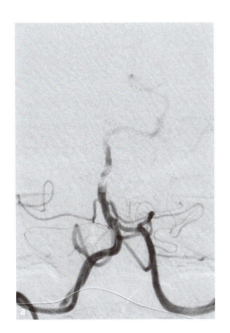 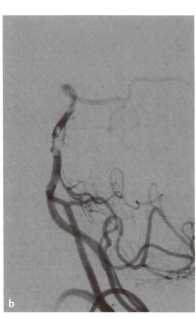

图15.9 基线颅内DSA。DSA，右侧锁骨下动脉（SA）造影，正位图像（a）和侧位图像（b），提示基底动脉（BA）闭塞

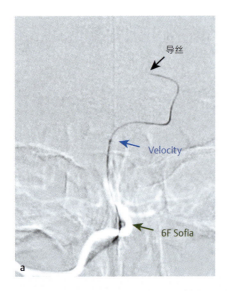
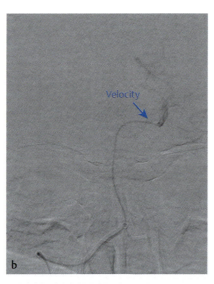
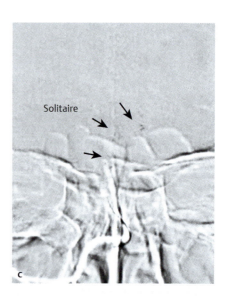

图15.10　支架取栓和抽吸血栓切除术。a.右侧VA路图。将0.014 in导丝［黑色箭头，Synchro（Stryker）］置于左侧PCA远端，蓝色箭头指示0.025 in微导管［Velocity（Penumbra）］的头端，抽吸导管［绿色箭头，6F Sofia（MicroVention）］位于右侧椎基底动脉汇合处。b.左侧PCA超选择性造影，在取栓支架释放前确认微导管位置良好（箭头）。c.路图，右侧VA造影，释放Solitaire SR（Medtronic），箭头对应支架的不透光标记

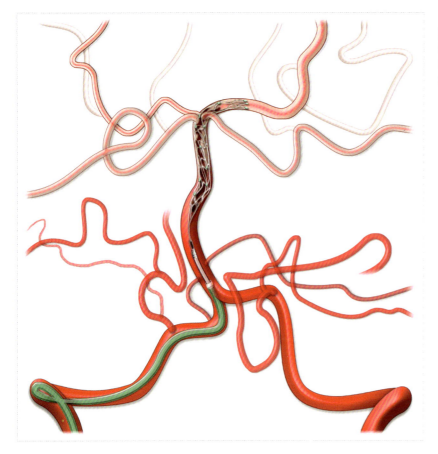

图15.11　取栓支架释放的示意图。Solitaire SR（Medtronic）完全覆盖血栓，抽吸导管（标记为绿色）位于右侧VA。当回撤取栓支架时，抽吸导管会向血栓近端推进

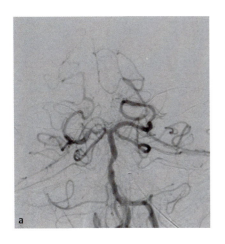
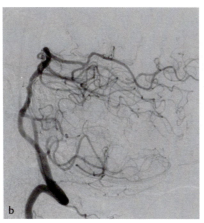

图15.12 取栓术后DSA。AP位图像（a）和侧位图像（b），显示BA和PCA完美复流

15.4.2 病例15.2 反复抽吸治疗BA闭塞

本例显示了大负荷血栓的抽吸取栓术，经反复多次抽吸获得成功再通（视频15.2；图15.13～图15.16）。

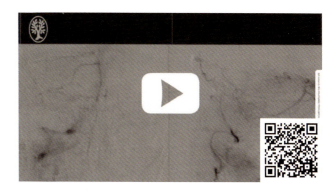

视频15.2 多次直接抽吸取栓术治疗BA闭塞

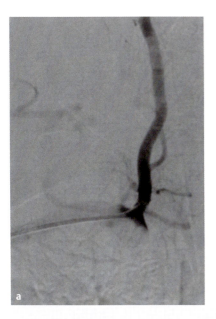
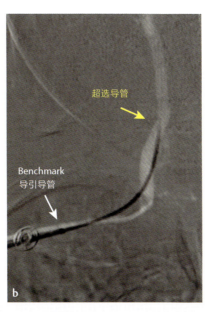
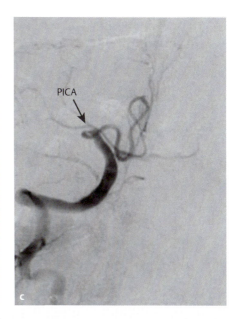

图15.13 基线DSA。a.AP位DSA，右侧VA造影，显示右侧VA优势型，因此选择桡动脉入路。b.右侧VA路图，在5F超选导管（黄色箭头，Penumbra）辅助下将0.071 in Benchmark导引导管（白色箭头，Penumbra）送入右VA。c.正位DSA，右侧VA造影，右侧小脑后下动脉（PICA）起始部以远未见造影剂充盈（箭头），右侧PICA远端的椎动脉和基底动脉充满了血栓

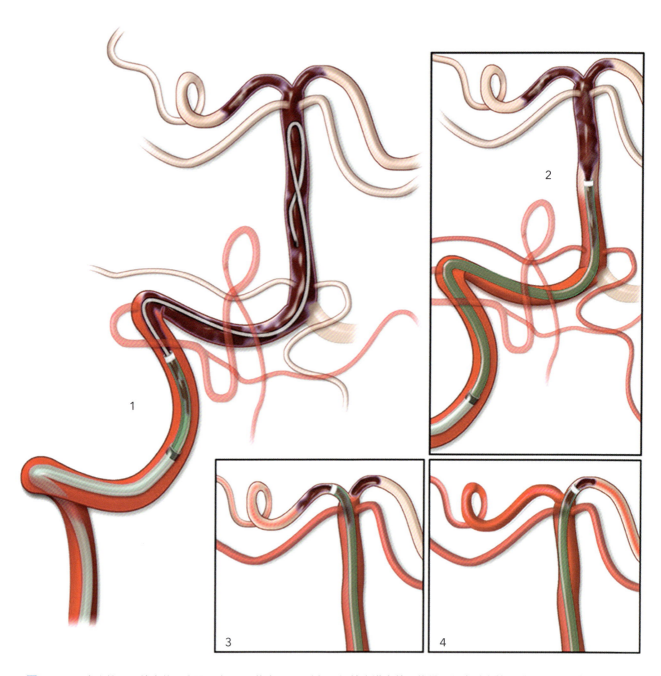

图15.14　多次抽吸取栓术的示意图。步骤1：整个BA和双侧PCA近端充满血栓。将微导丝穿过血栓，引导5F Sofia（绿色标记，MicroVention）插入血栓。步骤2：通过负压抽吸将血栓近端部分吸入抽吸导管。步骤3和步骤4：通过将导管置入相应的PCA P1段，将远端剩余血栓抽吸出来

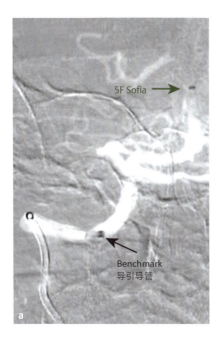

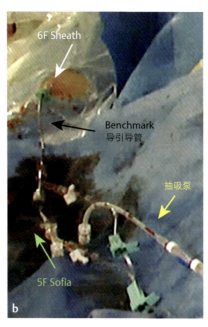

图15.15　实施抽吸取栓术。a.路图，右侧VA，可见 5F Sofia抽吸导管（绿色箭头，MicroVention）和Benchmark导引导管（黑色箭头，Penumbra）位置关系。b.术中照片，可见6F鞘（白色箭头）、Benchmark导引导管（黑色箭头）和 5F Sofia抽吸导管（绿色箭头）位置关系，抽吸导管与抽吸泵延长管连接

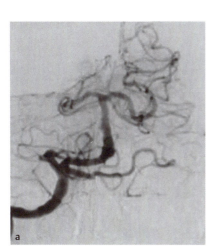

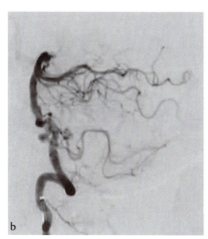

图15.16　取栓术后DSA造影。AP位图像（a）和侧位图像（b），显示最终实现血管再通。造影可见BA和左侧PCA完全通畅，右侧PCA远端持续闭塞，患者最终成功再通等级为TICI 2b级

第16章　基底动脉闭塞——血管成形术与支架植入术

概述

在急性后循环卒中介入治疗时，基底动脉（BA）中部、椎基底动脉（VB）汇合处及椎动脉（VA）的V4段经常存在动脉粥样硬化。对这些部位经常采取的策略是直接血管成形术及支架植入或者联合抽吸、取栓支架清除闭塞部位附近的血栓。

关键词：血管成形术，动脉粥样硬化，球扩支架

16.1　解剖与影像学特征

- 与磁共振血管造影（MRA）相比，我们更倾向于做CT血管造影（CTA），因为CTA能够识别钙化斑块，帮助神经介入医生识别潜在的动脉粥样硬化病变，做好可能需要血管成形/支架植入的准备（图16.1）。

- 灌注成像对于这种闭塞诊断意义不大。但是当CTA或MRA检查受限时，后颅窝的灌注异常或可提示诊断急性基底动脉闭塞（图16.2）。

16.2　技术要点及关键步骤

- 球囊成形与颅内支架主要内容已在第11章中讨论，同样适用于后循环卒中。

- 球囊成形和／或支架植入可在机械取栓后进行。先通过抽吸或取栓支架将血栓去除，然后再处理动脉粥样硬化病变（图16.3）。

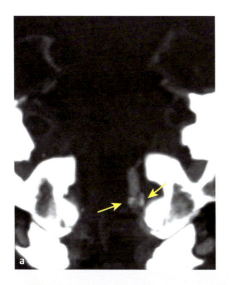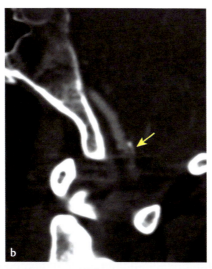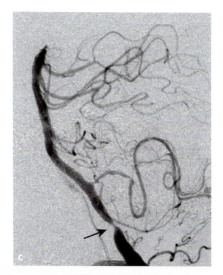

图16.1　左侧椎基底动脉（VB）汇合处的限流性狭窄。冠状位（a）和矢状位（b）CT血管造影（CTA），显示左侧椎基底动脉（VB）汇合处限流性狭窄。本病例左侧为优势椎动脉（VA）。箭头指向斑块内的钙化。提示术者在卒中介入过程中很可能需要血管成形/支架植入同时术前需要双联抗血小板。c.数字减影血管造影（DSA），左VA造影，确认左侧椎动脉汇合处重度狭窄（箭头）。直接行支架植入术（未展示）

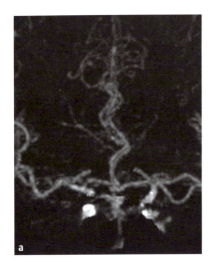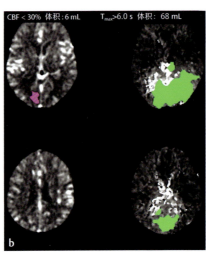

图16.2 血流限制性BA狭窄伴有相应的后颅窝低灌注。a.CTA 3D重建。BA显影。不能确定这个后循环缺血症状的患者是否存在大血管闭塞。b.CT灌注（CTP），RAPID map（IschemaView）软件，显示大范围的后颅窝低灌注［Tmax＞6 s（图像右半部分绿色区域）］

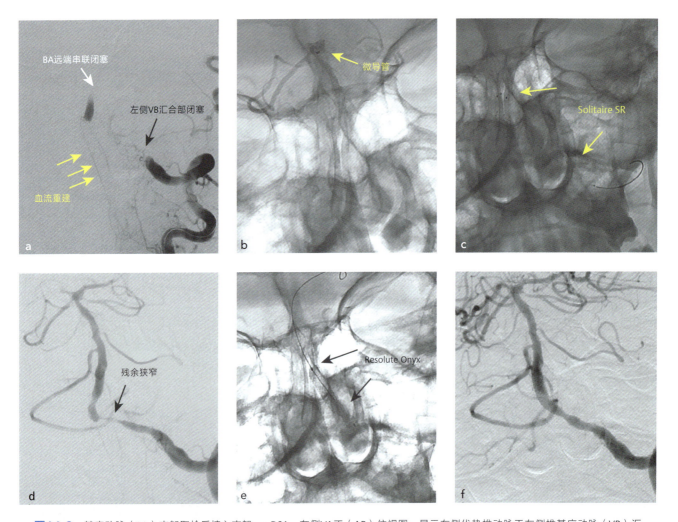

图16.3 基底动脉（BA）支架取栓后植入支架。a.DSA，左侧VA正（AP）位视图，显示左侧优势椎动脉于左侧椎基底动脉（VB）汇合处闭塞（黑色箭头）。注意BA远端部分通过侧支吻合血流重建（黄色箭头）。这是一个串联的BA远端闭塞（白色箭头）。b.BA微导管超选造影。箭头所指为微导管［Velocity（Penumbra）］头端。c.透视像显示放置的SR支架［箭头，6 mm × 40 mm Solitaire SR（Medtronic）］。d.DSA，机械取栓后，左侧VA造影，显示左侧VB汇合部残余的重度狭窄（箭头）。基底动脉血栓被SR支架成功捕获并取出。e.AP位透视像，显示DSA放置的4 mm × 26 mm Resolute Onyx球扩支架（箭头，Medtronic）。f.DSA，最终造影，显示BA及左侧VA完全显影

16.3　要点与难点

- 原始三叉动脉是一种常见的解剖变异，不应被错认为基底动脉闭塞（图16.4）。

- 急性与慢性基底动脉闭塞较难区分（图16.5）。如果压力导丝能够安全地穿过闭塞部位，测量血流储备分数（FFR），评估狭窄或闭塞的功能程度或有助于明确诊断。FFR的应用已在第11中章描述。

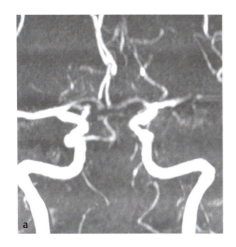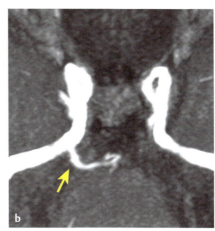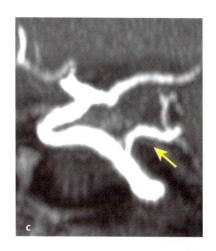

图16.4　原始三叉动脉。a.AP位磁共振血管造影（MRA），显示BA显影不佳。轴位MRA（b）和矢状位MRA（c），提示为原始三叉动脉（每幅图中的箭头）。它是一个连接颈内动脉海绵窦段与后循环之间的未退化的胚胎血管。这种情况下VA通常发育不良，在无创影像上，V4段甚至缺失，导致误认为急性BA闭塞

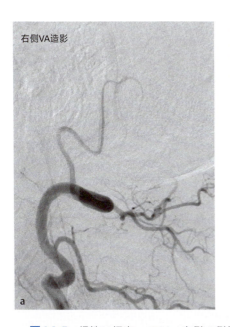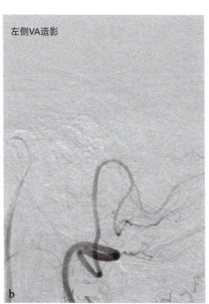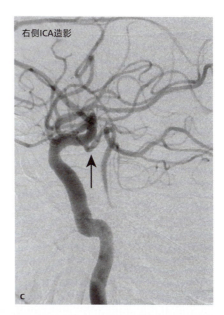

图16.5　慢性BA闭塞。a.DSA，右侧VA侧位造影，显示VA在发出小脑后下动脉（PICA）远端闭塞。b.DSA，左侧VA侧位造影，左侧VA发育不良且同样止于PICA。c.右侧颈内动脉（ICA）侧位DSA，显示BA和双侧大脑后动脉（PCA）通过后交通段（PCom）逆向充盈良好（箭头）

16.4　病例（视频和图像）

16.4.1　病例16.1　限流性椎基底动脉狭窄血管成形和支架植入

- 患者伴有神经功能障碍，无创影像学检查显示左侧椎动脉（VA）近汇合部狭窄（视频16.1；图16.6 ~ 图16.8）。

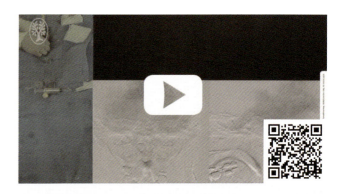

视频16.1　限制性椎基底动脉狭窄血管成形及支架植入

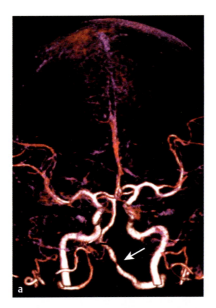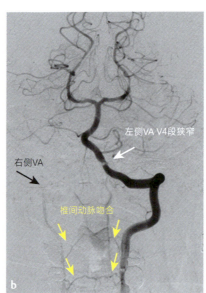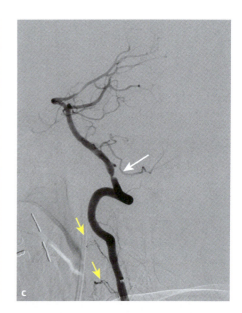

图16.6　基线颅内影像。a.CT血管造影CTA三维（3D）重建。左侧为优势椎动脉（VA）。箭头指示左侧VA的V4段重度限流性狭窄。DSA左侧VA造影，AP位视图（b）和侧位视图（c），显示左V4段重度狭窄（白色箭头）。注意右侧VA通过椎间动脉吻合可见微弱造影剂充盈（黄色箭头）

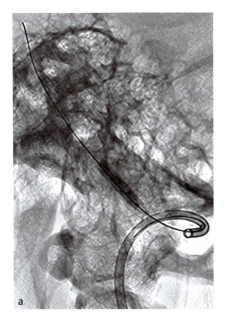
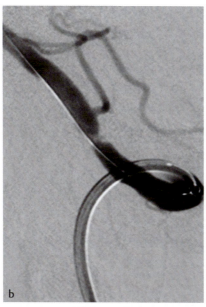
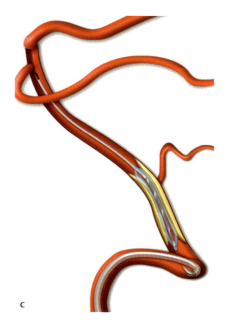

图16.7　VA球囊成形。a.侧位透视像，显示两个标记点超过V4段成形球囊两端3 mm。注意近端的中间导管 [5F Sofia（ MicroVention ）] 确保可靠的动脉通路。为降低血管破裂风险，球囊型号比责任血管直径小（责任血管最大管径4.5 mm）。应缓慢扩张球囊（每个大气压30 ~ 60 s）。b.DSA，左侧VA造影，成形术后，显示残留重度狭窄。c.球囊成形术的示意图

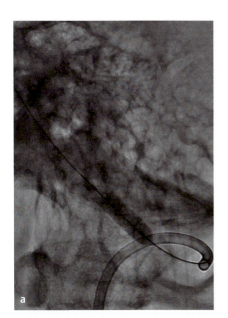
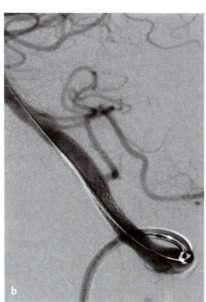
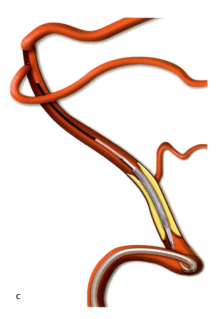

图16.8　VA支架植入。a.侧位透视像，显示放置一枚球扩支架 [Resolute Onyx（ Medtronic ）]。将导引导管或中间导管尽可能接近狭窄至关重要，因为颅内球扩支架构造偏硬，需较大力量才能推送到位。b.DSA，左侧VA造影，支架植入术后，显示左侧VA显影。c.支架植入术的示意图

16.4.2　病例16.2　基底动脉亚满意成形

- 一例急性后循环卒中患者，疑似基底动脉（BA）重度狭窄近闭塞（视频16.2；图16.9 ~ 图16.11）。

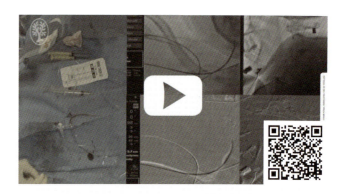

视频16.2　基底动脉亚满意成形

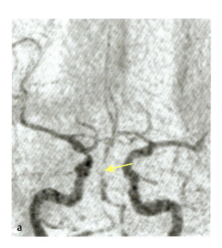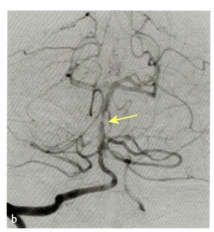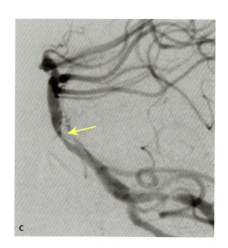

图16.9　基线颅内影像。a.CTA 3D重建。BA中段充盈缺损，提示限流性狭窄或完全闭塞（箭头）。DSA，右侧VA造影，AP位图像（b）和侧位图像（c），显示BA中段狭窄（每幅图中箭头）

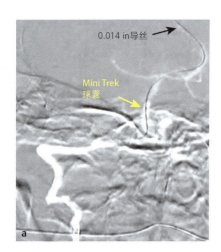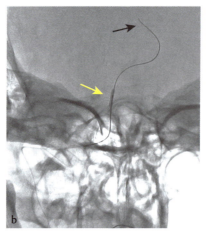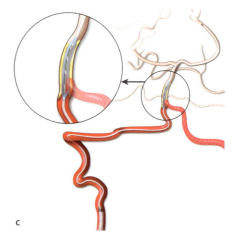

图16.10　BA球囊成形术。右侧VA AP位路图（a）和透视像（b），显示球囊在0.014 in导丝［黑色箭头，Synchro（Stryker）］导引下扩张情况。缓慢扩张，每个大气压30 ~ 60 s。c.球囊成形术的示意图。插图是基底动脉中段的高倍视图，显示球囊扩张情况

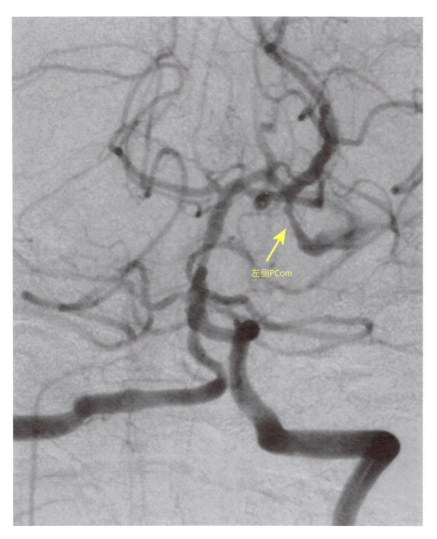

左侧PCom

图16.11　机械取栓后DSA。右侧VA AP位造影，显示BA成形后残余轻度狭窄。现在可以看到PCA显影浓厚甚至能够看到左侧后交通动脉（PCom，箭头）向ICA供血，提示之前BA的血流限制已经治愈

第17章　脑静脉窦血栓形成

概述

　　急性脑静脉窦血栓形成（CVST）神经系统表现多样，可表现为从头痛到深度昏迷的一系列神经系统症状。这一疾病临床较为少见，常为累及主要脑静脉窦的急性血栓形成。CVST的血管内治疗可以使用多种方法，包括药物溶栓、机械取栓和血管内治疗，以及使用血栓破坏装置取栓，其中血栓破坏装置在动脉内神经介入中并不常用。CVST血管内治疗的时机、适应证和血管造影目标并不确定，取决于临床表现和受累静脉窦的位置。

　　关键词：脑静脉窦血栓形成，CTV，局部药物溶栓，MRV，上矢状窦，取栓，横窦

17.1　解剖与影像学特征

- 平扫CT联合CT静脉造影（CTV）或磁共振成像（MRI）联合磁共振静脉造影（MRV）是正确诊断急性CVST的两种主要影像学方式（图17.1 和图17.2）。

- CVST可引发脑出血，常位于受累的硬脑膜窦边缘，单侧或双侧均可发生（图17.1）。值得注意的是，目前抗凝被认为是CVST首选的治疗方法，出血并不是全身抗凝的禁忌证。

- CVST的血管内治疗适应证和最佳手术时机尚不明确。根据症状的严重程度和进展情况，以及血栓的位置，可以考虑立即行血管内介入治疗，而不是采用较为保守的全身抗凝治疗。

17.2　技术要点及关键步骤

- 对于CVST的治疗，可以使用多种工具和方法，通常是组合使用。至今，尚无专门针对这种罕见疾病设计或批准使用的器具。

- 随着能够接触远端病变的大口径导管和抽吸导管的发展，我们经常将抽吸作为一线治疗方法（图17.3）。

- 与动脉内取栓类似，静脉血管内治疗可采取抽吸取栓与支架取栓相结合的方式（图17.4）。也可将取栓支架置于闭塞窦的最远端，抽吸导管保持负压，沿取栓支架的推送杆往复抽吸。

- 可使用球囊挤压并破坏血栓，随后进行抽吸（图17.5），我们使用顺应性颅内球囊，如Scepter（MicroVention）、HyperGlide（Medtronic）或TransForm（Stryker）。一些术者选择将外周血管3F或4F的Fogarty球囊（Edwards Lifesciences），结合长鞘植入颈静脉。

- 阿替普酶［重组组织型纤溶酶原激活剂（rtPA）］局部药物溶栓可用于机械取栓后残余血栓负荷较大的病例（图17.6）。一般将微导管置于血栓内，局部输注阿替普酶（1 mg/h）。大约24 h后应复查血管造影，这有助于评估治疗效果、指导微导管的位置调整、确定停止治疗时机。

17.3　要点与难点

- 哪怕介入治疗再成功，仍应继续进行全身抗凝治疗，以防早期再闭塞。此外，许多较小的引流静脉不能直接获益于手术，需要全身抗凝，以促进局部血栓溶解。

- 与动脉取栓不同，CVST介入治疗的最佳影像学指征并不明确。在许多情况下，即使部分再通［类

似于脑梗死的溶栓（TICI）2a级］，也可以显著提高全身抗凝的效果，帮助药物穿透血栓并促进其溶解（图17.5）。

- 通过随访CTV或MRV监测疾病进展，必要时可重复干预。与动脉大血管闭塞（LVO）引起的急性缺血性脑卒中（AIS）极具时间依赖性不同，延迟干预在某些CVST病例中是有价值的。

- 常可见闭塞的静脉窦恢复通畅后，邻近皮层静脉仍持续闭塞。在决定是否对这些皮层静脉进行血管内治疗时，应该权衡治疗相关损伤的风险（图17.7）。虽然这些静脉的损伤往往可以自愈且无严重后果，但通常仍需要给予全身抗凝治疗。

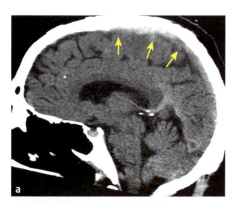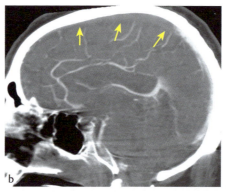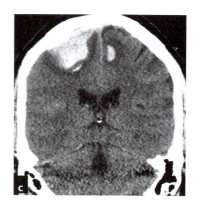

图17.1　脑静脉窦血栓形成（CVST）的平扫CT和CTV。a.矢状位平扫CT，可见上矢状窦内高密度（箭头），提示急性CVST。b.矢状位CTV，显示SSS充盈缺损（箭头），对应于图a中的血栓位置。c.冠状位平扫CT，显示血栓形成的SSS附近存在双侧额叶脑实质内出血

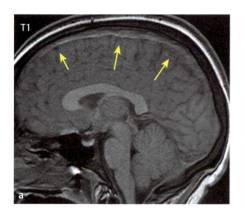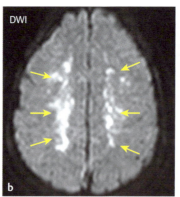

图17.2　脑静脉窦血栓形成（CVST）磁共振成像（MRI）和磁共振静脉造影（MRV）。a.矢状位MRI T1像，显示上矢状窦内血栓（SSS；箭头）。b.轴位MRI，弥散加权成像（DWI），显示沿SSS区域双侧弥散受限（箭头）。MRV三维（3D）重建，矢状位（c）和冠状位（d）视图，静脉窦不显影，确认SSS、左侧横窦、左侧乙状窦以及右侧横窦内侧（TS）血栓形成。可见皮层静脉少量显影

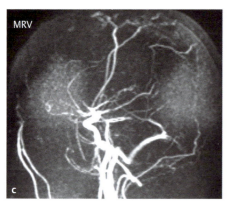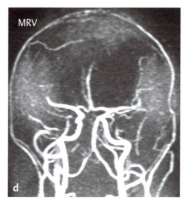

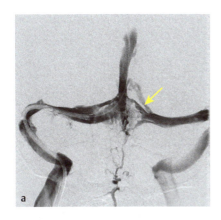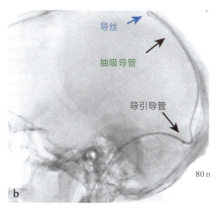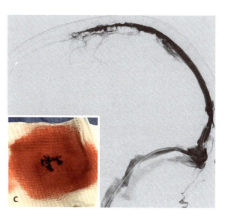

图17.3　CVST抽吸取栓。a.DSA，右侧横窦（TS）正位造影，可见窦汇内大量血栓（箭头），上矢状窦（SSS）闭塞。b.侧位透视像，显示沿0.018导丝（蓝色箭头，Aristotle 18［Scientia Vascular］）超选0.070 in抽吸导管［绿色箭头，6F Sofia（MicroVention）］，导引导管［黑色箭头，TracStar（Imperative Care）］位于右侧TS。c.DSA，SSS侧位造影，通过多次抽吸取栓后，实现SSS的部分通畅。插图显示从导管中抽出的血栓

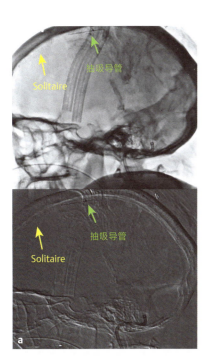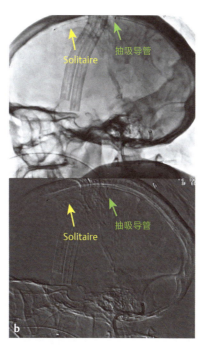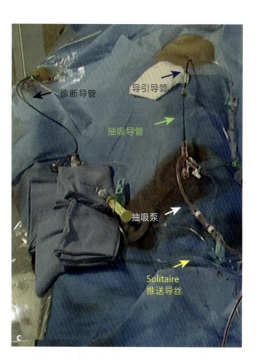

图17.4　支架取栓装置结合抽吸取栓治疗脑静脉窦血栓形成（CVST）。a.侧位透视像（上图）和路图（下图），显示6 mm×40 mm Solitaire SR（黄色箭头，Medtronic）置于上矢状窦（SSS）的最远端，0.070 in导管［绿色箭头，6F Sofia（MicroVention）］持续抽吸取栓。b.侧位透视像（上图）和路图（下图），显示使用取栓支架（黄色箭头）和抽吸导管（绿色箭头）在更近的位置进行重复取栓。c.术中照片。使用0.088 in导引导管［蓝色箭头，NeuronMax（半影）］、6F Sofia抽吸导管（绿色箭头）以及Solitaire推送导丝（黄色箭头）建立静脉通路，抽吸泵（白色箭头）连接至抽吸导管。桡动脉通路和诊断导管用黑色箭头标记，诊断导管用于监测静脉引流的影像学变化

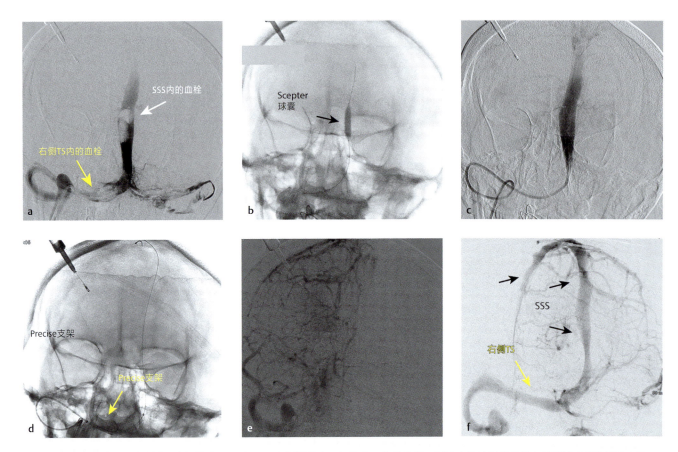

图17.5　CVST中球囊碎栓和支架的应用。a.DSA，右侧横窦（TS）正（AP）位造影，显示血栓位于优势的右侧横窦（黄色箭头）和上矢状窦（SSS，白色箭头）。b.正位透视像，显示4 mm Scepter微小球囊（箭头，MicroVention）置于在SSS血栓位置。前后移动球囊，破坏血栓，然后进行抽吸治疗（未显示）。c.再次正位DSA，显示SSS通畅，右侧TS仍然闭塞。抽吸该部位血栓未获成功（未显示）。d.正位透视像，考虑这侧为优势窦，对于充分的静脉回流至关重要，因此作为最后的手段，尝试将支架置入右侧TS。图中显示了Precise颈动脉支架到位释放（箭头，Cordis）。e.DSA，右侧颈内动脉（ICA）AP位造影，在图a～d中描述的干预之后，可以看到静脉窦仍然显示不清，继续给予全身肝素化。f.24 h后复查的DSA，左侧ICA斜位造影，显示在整个过程中，SSS（黑色箭头）和优势的右侧TS（黄色箭头）的通畅性明显改善。最终，患者神经功能恢复很好

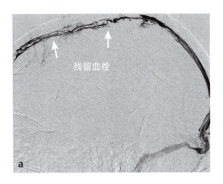

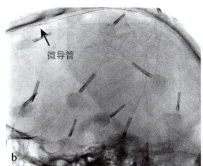

图17.6　药物溶栓。a.DSA，上矢状窦（SSS）侧位造影，显示急性脑静脉窦血栓（CVST）患者多次机械取栓后残余血栓（箭头）。b.侧位透视像，将0.025 in微导管［箭头，Velocity（Penumbra）］置于SSS的前1/3，用于局部阿替普酶注入。c.次日行DSA，SSS侧位造影，显示SSS部分再通。图中显示的皮质引流静脉（箭头）在基线造影（a）时未显影。微导管回撤至上矢状窦后1/2，阿替普酶继续输注24 h（未显示）。d.局部药物溶栓的示意图。溶栓剂（绿色区域）沿血栓内的通道缓慢分布（棕色区域）。溶栓时，导引导管通常放置在颈静脉内

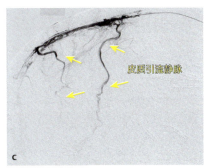

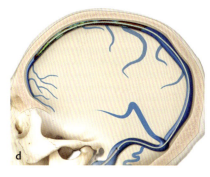

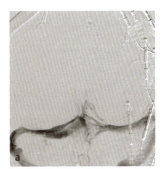

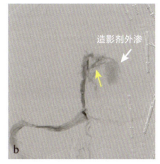

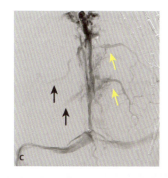

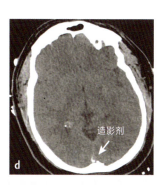

图17.7　皮质静脉损伤。a.DSA，右侧横窦（TS）AP位造影，显示急性CVST，上矢状窦（SSS）血栓形成。b.DSA，SSS AP位造影，显示造影剂外渗（白色箭头），考虑为试图穿过SSS闭塞时导丝误入皮质静脉（黄色箭头）引起的。随后复查造影，未见进一步的造影剂外渗（未显示）。c.DSA，SSS AP位造影，治疗后SSS恢复通畅，左侧皮质引流静脉通畅（黄色箭头），而右侧皮质静脉（黑色箭头）仍然闭塞。在这种情况下，应继续用肝素进行全身肝素化。d.术后轴位CT，显示窦汇区域有少量造影剂（白色箭头）滞留

17.4 病例（视频和图像）

病例17.1　采用球囊碎栓和机械取栓术治疗

- 这里展示了几种方法联合应用，治疗急性CVST。该病例为年轻患者，表现为意识水平进行性下降，诊断为上矢状窦（SSS）血栓形成（视频17.1；图17.8～图17.12）。

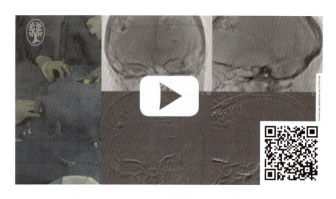

视频17.1　球囊碎栓和机械取栓术

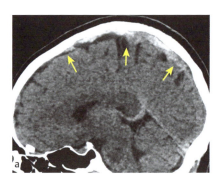

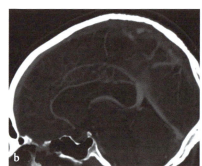

图17.8　基线无创应影像。a.矢状位CT，显示上矢状窦内新鲜血栓（SSS；箭头）。b.矢状位CTA，显示SSS充盈缺损

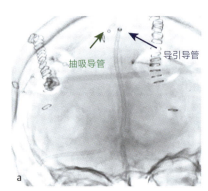

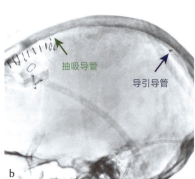

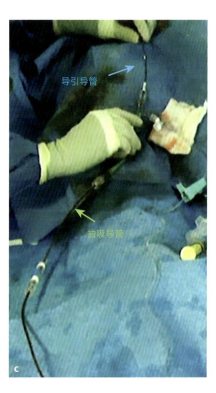

图17.9　上矢状窦（SSS）抽吸取栓。AP位透视像（a）和侧位透视像（b），显示使用0.070 in抽吸导管抽吸SSS内的血栓［绿色箭头，6F Sofia（MicroVention）］。图中显示0.088 in的导引导管［蓝色箭头，TracStar（Imperative Care）］亦置于受累静脉窦内。目前常用的通过性更强的远端导引导管为建立这种远端通路提供了极大的优势。c.照片显示术中使用0.088 in导引导管［蓝色箭头，TracStar（Imperative Care）］，6F Sofia抽吸导管（绿色箭头）连接到抽吸泵

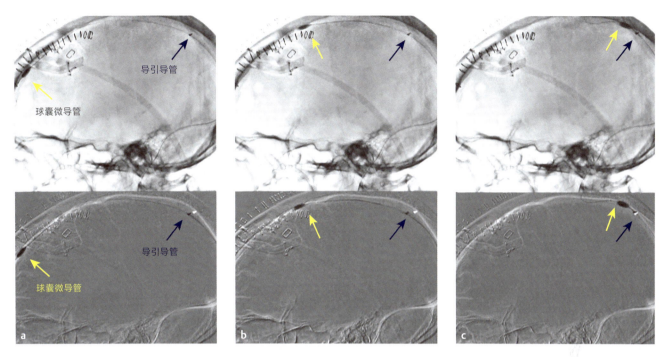

图17.10　在抽吸过程中使用球囊辅助碎栓。a ~ c.侧位透视像（上图）和路图（下图），顺序图像。顺应性球囊（黄色箭头）完全充盈并拉回，使得血栓碎解移位。同时，将0.088 in导引导管［蓝色箭头，TracStar（Imperative Care）］置于上矢状窦（SSS）近端进行抽吸

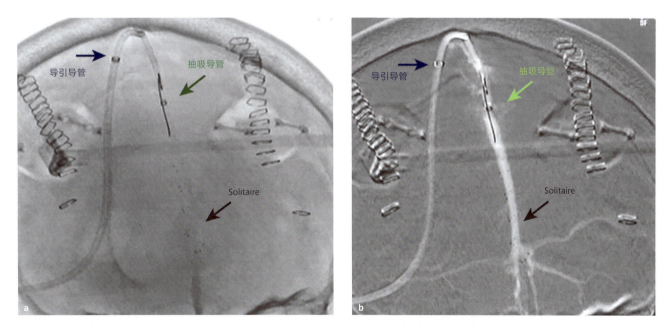

图17.11　抽吸结合支架取栓。斜位透视像（a）和路图（b），显示6 mm × 40 mm Solitaire SR（黑色箭头，Medtronic）释放于上矢状窦（SSS）的前部。在保持抽吸导管（绿色箭头）持续抽吸的状态下，将抽吸导管与取栓支架一起撤入导引导管［蓝色箭头，TracStar（Imperative Care）］

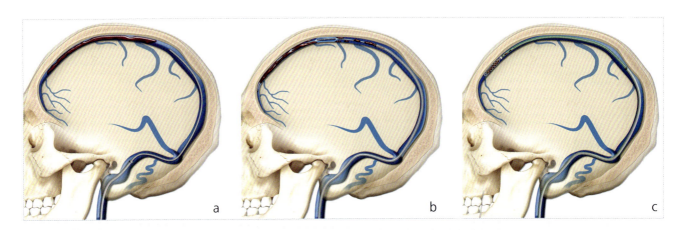

图17.12　CVST介入手术示意图。a.直接血栓抽吸。b.球囊碎栓联合局部抽吸。c.取栓支架结合抽吸取栓

第18章　并发症的处理

概述

　　在急性缺血性脑卒的治疗中，血管内取栓（ET）是紧急情况下挽救生命最积极的方法。手术通常在危急、时间紧迫的情况下进行，术者在手术前获得的信息很少，甚至几乎没有。从技术角度来看，由于没有闭塞段远端血管的路图引导，导管和取栓装置几乎以一种"盲态"超选进入远端血管。由于卒中导致的损害及合并的其他严重疾病，并发症往往是不可避免的，尽管治疗团队采取了所有的预防措施，但并发症仍可能发生。在这一章节中，我们将探讨AIS术中和术后最常见和最严重的并发症的识别和处理。

　　关键词： 穿孔，再灌注出血，取栓

18.1　血管穿孔

- 术中血管穿孔可能发生在ET手术的各个环节，例如将导丝或微导管穿过闭塞部位，释放或回收可回收支架，或在颅内推送大口径抽吸导管的过程中。

- 早期识别并发症是成功处置的关键。由于导致动脉闭塞的血栓可以对动脉损伤的局部提供必要的填塞作用，因此小的穿孔通常可以迅速闭合。若复查血管造影显示没有进一步的对比剂外渗，则术者就可以继续进行急诊取栓术（图18.1）。

- 比较广泛的血管损伤需要立即采取其他的干预措施，如逆转抗凝（视需要）、临时使用颅内球囊阻断血流（图18.2），甚至不得已时闭塞血管（图18.3）。

- 如果术中使用了球囊导引导管（BGC），立即充盈球囊有助于快速降低颅内动脉的血流速度。

18.2　血管夹层

- 医源性夹层可发生在向血管远端推进导引导管或抽吸导管时，或者在回拉取栓支架过程中（在这种情况下，夹层可能是由于取栓支架的推送导丝损伤血管所致）。夹层的程度将决定是否需要植入支架来修复血管（图18.4）。

- 由于支架植入通常需要双重抗血小板治疗，因此在制定治疗决策时也应考虑卒中的负荷情况（卒中核心梗死区的大小）。

18.3　穿刺部位并发症

- 由于现代血管内取栓器具出现"大型化"的趋势（大腔抽吸导管，使用6F内径长鞘或球囊导引导管），采用8F或9F股动脉鞘已成为标配。如果患者合并股动脉病变或使用系统性溶栓药物和/或抗血小板治疗等情况，在接受取栓治疗时发生严重的穿刺部位并发症的风险将增加（这在第2章中有更详细的描述）。

18.4　再灌注出血

- 此类严重并发症通常与基线（介入治疗前）较大的卒中负荷（核心梗死区的大小）有关（图18.5）。合并使用静脉溶栓药物、口服或静脉注射抗血小板药物，可能会增加再灌注出血的风险（图18.6）。

- 取栓治疗后影像上出现少量的造影剂外渗或点状出血并不少见，这些可以自行吸收（图18.7）。PH2型脑实质内出血是血管重建导致脑出血（ICH）的常见类型，其定义为具有显著占位效应的较大血肿。发生PH2型脑实质内出血的患者，预后极差。

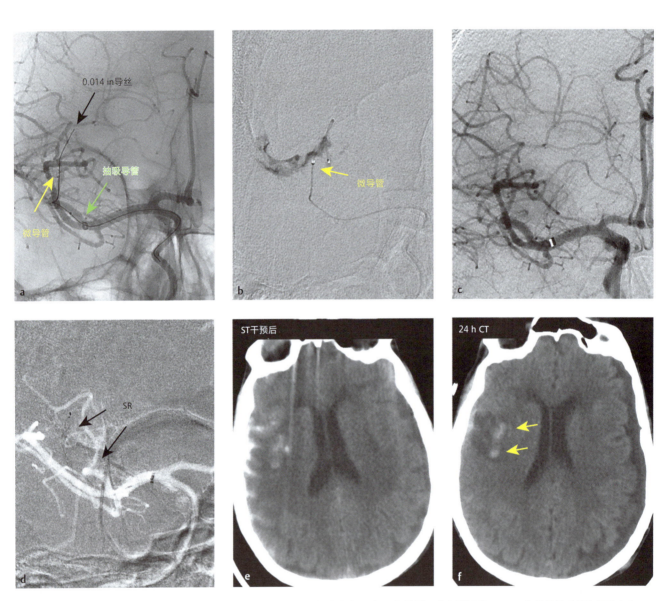

图18.1 远端取栓术中导丝穿孔。a.DSA不减影图像，右侧颈内动脉（ICA）正位造影，术者尝试用0.014 in的微导丝（黑色箭头）和微导管（黄色箭头）穿过右侧大脑中动脉M2段闭塞处，并释放支架取栓装置（SR）。绿色箭头指示MCA分叉处的抽吸导管。b.正位微导管造影，穿过闭塞部位后，可见造影剂外渗。这也充分说明在释放SR之前造影确认微导管位置（黄色箭头）的重要性。随后，术者撤出微导管并复查血管造影。c.复查DSA，右侧ICA造影，未见造影剂进一步外渗，考虑可能是血栓提供了"自然"止血作用。等待几分钟后，再次尝试取栓。此时，微导管穿过闭塞部位，DSA确认远端位置（未显示）安全。d.正位路图，显示已经到位释放的SR（箭头）。e.术后即刻头颅平扫CT，显示蛛网膜下腔造影剂滞留，但患者体格检查显示症状有进一步改善。F.第2天复查头颅平扫CT，显示先前的蛛网膜下腔出血完全消失，核心梗死区（箭头）内有少量点状出血

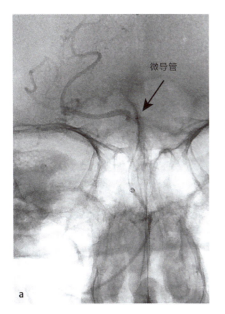

微导管

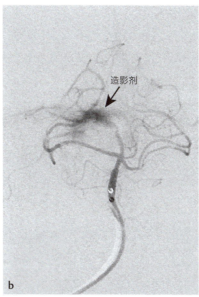

造影剂

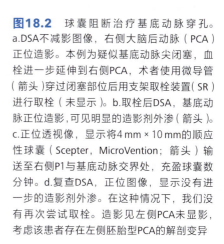

图18.2 球囊阻断治疗基底动脉穿孔。a.DSA不减影图像，右侧大脑后动脉（PCA）正位造影。本例为疑似基底动脉尖闭塞，血栓进一步延伸到右侧PCA，术者使用微导管（箭头）穿过闭塞部位后用支架取栓装置（SR）进行取栓（未显示）。b.取栓后DSA，基底动脉正位造影，可见明显的造影剂外渗（箭头）。c.正位透视像，显示将4 mm × 10 mm的顺应性球囊（Scepter，MicroVention；箭头）输送至右侧P1与基底动脉交界处，充盈球囊数分钟。d.复查DSA，正位图像，显示没有进一步的造影剂外渗。在这种情况下，我们没有再次尝试取栓。造影见左侧PCA未显影，考虑该患者存在左侧胚胎型PCA的解剖变异

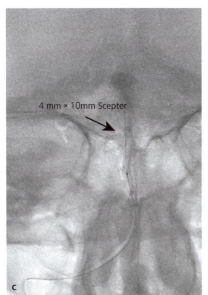

4 mm × 10mm Scepter

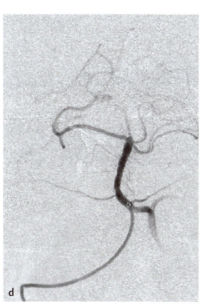

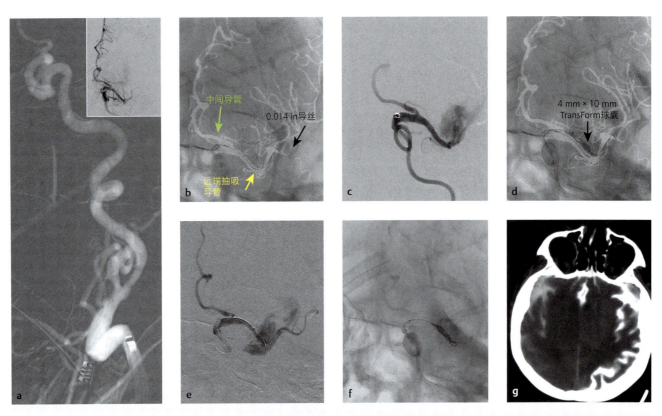

图18.3 大脑中动脉M1段取栓后动脉穿孔，需要牺牲血管。a.侧位路图，左侧颈总动脉造影，显示左侧颈内动脉迂曲严重。在这种情况下，在推送导管和取栓支架过程中，一对一的反馈往往受到影响，这大大增加了血管内取栓（ET）过程中血管损伤的风险。颅内血管造影提示左侧M1段闭塞，如插图所示。对左侧M1段进行抽吸取栓后，复查数字减影血管造影（DSA）显示M2段远端闭塞（未显示）。b.路图，左侧颈内动脉造影，选用6F抽吸导管（绿色箭头）、0.014 in导丝（黑色箭头）辅助0.035 in远端抽吸导管（黄色箭头）对M2段进行抽吸取栓。术者在此次操作中感到推送有阻力。c.DSA，左侧颈内动脉造影，显示左侧M1、M2段交界处有明显的造影剂外溢。一般在这种情况下，患者常存在局部动脉粥样硬化的狭窄或小动脉瘤等。这是导致血管损伤的可能原因，随后的造影中可证实。d.正位路图，左侧ICA造影，显示将4 mm × 10 mm的TransForm球囊（黑色箭头，Stryker）送入左侧M1段充盈，阻断前向血流止血。e.DSA，左侧ICA造影。球囊泄气后，复查造影仍显示存在持续的活动性造影剂外溢，再次充盈球囊数分钟，仍未能成功止血（未显示）。f.正位透视像，显示使用弹簧圈对左侧MCA进行栓塞。这是在所有其他止血操作都失败后，最后可采用的手段。g.头颅轴位平扫CT，显示弥漫性蛛网膜下腔出血伴造影剂滞留

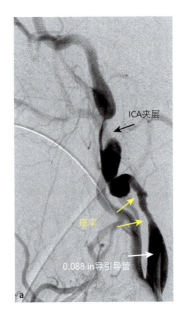

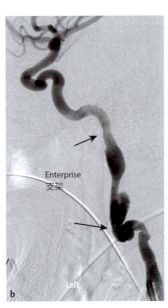

图18.4 导引导管植入导致的医源性颈内动脉（ICA）夹层。a.DSA，ICA侧位造影，大脑中动脉（MCA）成功取栓后（未显示），血管造影显示左侧ICA近端血管严重痉挛（黄色箭头）和明显的限流性夹层（黑色箭头），这可能是由于之前将0.088 in导引导管（白色箭头）植入颈内动脉岩骨段所致。鉴于此夹层导致严重的血管狭窄，可能使患者复发风险增加，此时支架植入术可预防新的卒中。b.DSA，ICA造影，显示植入4 mm × 39 mm的Enterprise闭环激光雕刻支架，以恢复ICA的血流（Stryker，黑色箭头指向支架远近端不透X线的标记）

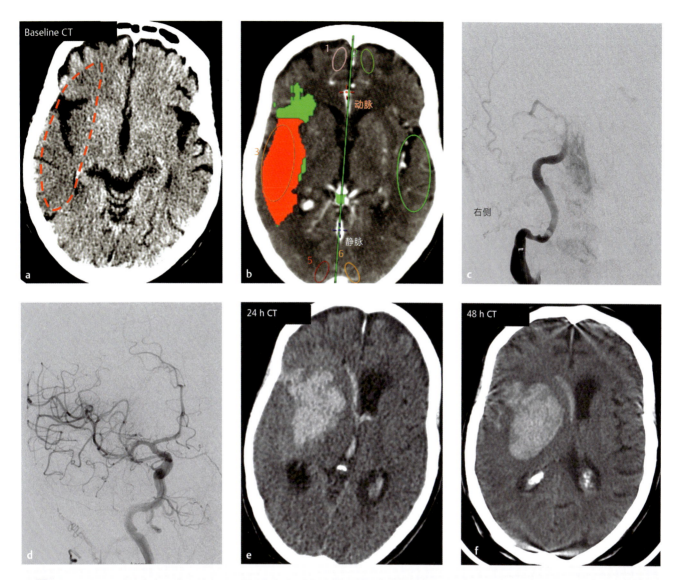

图18.5 右侧颈内动脉（ICA）取栓术后再灌注出血。a.头颅轴位平扫CT。右侧大脑中动脉（MCA）供血区可见广泛的低密度影（红色轮廓），术前CT的ASPECTS评分较低。b.CT灌注成像（CTP），处理结果显示较大的核心梗死区(红色)和较小的缺血半暗带(绿色)。c.DSA，右侧颈动脉造影，证实右侧颈内动脉闭塞。d.DSA，取栓术后，显示ICA成功再通。e.24 h后复查头颅CT，显示右侧基底节区大量脑出血（ICH），占位效应明显，并伴有少量脑室内积血。f.48 h后复查头颅CT，尽管进行了积极的治疗，右侧基底节区血肿仍进一步扩大，并伴有明显的中线移位。随后采取了姑息治疗

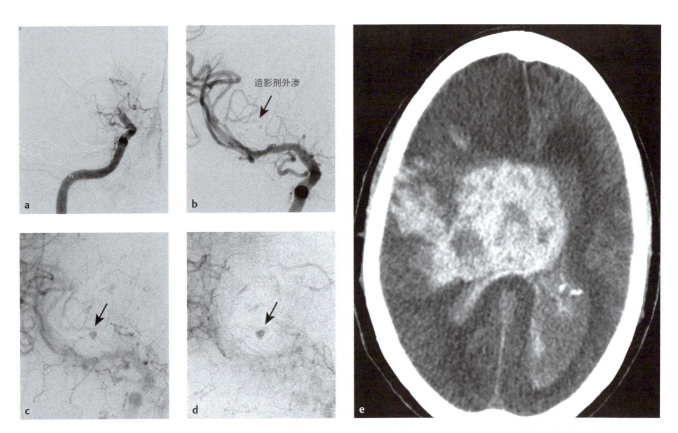

图18.6 成功再通后豆纹动脉活动性出血。a.DSA，右侧ICA造影，显示右侧ICA末端闭塞。取栓成功（未显示）。b～d.DSA，正位，取栓术后，显示大脑中动脉M1段豆纹动脉供血区域内有少许造影剂外渗（箭头）。这种血管造影表现类似于慢性高血压患者大脑中动脉（MCA）穿支处出现的Charcot-Bouchard动脉瘤破裂出血。尽管在影像上仅可以看到少量的造影剂外渗，但这种活动性出血非常难以控制，往往会导致大量的实质性脑出血（ICH）。e.后续复查的头颅轴位平扫CT，显示右侧大脑半球大量出血伴中线移位

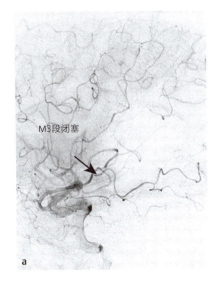

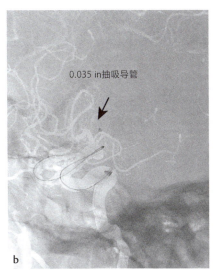

0.035 in抽吸导管

图18.7　少量、可自行吸收的点状出血。a.DSA，右侧ICA造影，显示大脑中动脉（MCA）远端M3段分支闭塞（箭头）。b.路图，使用0.035 in抽吸导管对闭塞动脉进行抽吸（箭头）。c.24 h后头颅CT显示右侧颞枕区小片高密度区（箭头），考虑为造影剂和血液的混合物。这种点状出血被归类为出血性转化1型（HI-1）。由于患者的神经系统症状体征稳定，因此并没有进行干预。d.48 h后复查头颅CT，显示先前看到的高密度完全消失

M3段闭塞

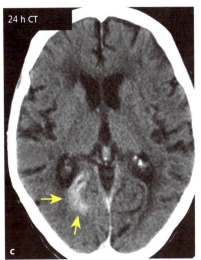

24 h CT

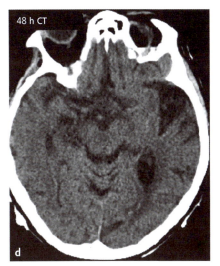

48 h CT

18.5　血管再闭塞

- 当取栓术后存在残余血栓或存在动脉粥样硬化病因时，术中即刻或术后早期均可出现急性血管再闭塞（图18.8）。

- 通常来说，如果残余血栓或狭窄程度达到责任血管直径的50%以上，我们将考虑进行再次取栓（对于残余血栓）或血管成形术（对于残余狭窄）。针对这种情况，早期应用抗血小板药物（或在有残余血栓的情况下进行抗凝治疗）也是至关重要的。

18.6　支架内血栓形成

- 手术时，患者术前病史通常未知或者不可靠，包括入院前服用抗血小板或抗凝药物情况。

- 此外，由于卒中负荷过大或其他原因，术中常规给予抗血小板药物可能并不可行；因此，需要紧急植入颅内外支架时，患者发生支架内血栓的风险会大大增加（图18.9）。急诊取栓术中已经植入支架的患者，术后一旦出现神经系统症状加重，需要立即进行无创影像或血管造影评估。

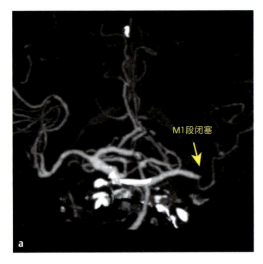
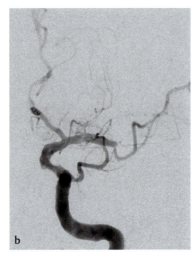
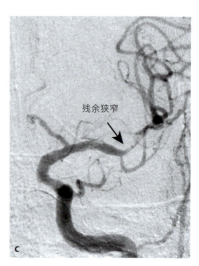
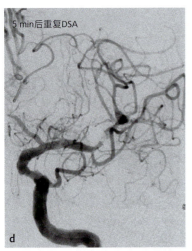
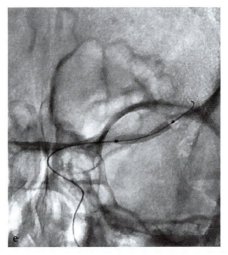
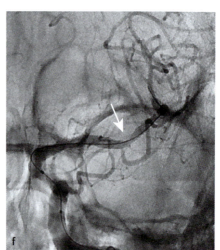

图18.8   大脑中动脉（MCA）取栓术后再闭塞。a.CTA 3D重建，显示左侧MCA M1段闭塞（箭头）。b.正位DSA，左侧ICA造影证实MCA-M1段闭塞。遂针对M1段进行取栓治疗（未显示）。c.正位DSA，取栓术后，MCA远端分支可见显影，但局部有明显的残余狭窄（箭头）。d.正位DSA，等待5 min后，再次左侧ICA造影，显示M2近端完全闭塞。术者怀疑可能存在狭窄，遂行急诊支架植入术。e.正位透视像，显示左侧M1-M2段球囊扩张和球囊支架植入术[Resolute Onyx（ Medtronic ）]。f.DSA，支架植入术后，显示左侧大脑中动脉恢复前向血流，但在支架中段仍可以看到轻度残余狭窄（箭头）

18.7   要点与难点

- 并发症有时不可避免。神经介入、重症监护和卒中团队之间的有效沟通有助于早期识别和及时处理并发症。

- 最后，我们用一种哲学的语言来结束本章的内容。血管内取栓治疗即使不是最完美的，也必定是导管室中最有效的紧急神经介入手术之一。它在恢复残疾方面的能力和价值超过了其他学科的许多紧急治疗，如心脏病学、肺病学或重症监护。尽管已知许多因素（如年龄、中风负荷或中风严重程度）可能会降低ET的疗效，并增加不良事件和并发症的概率，但在大多数情况下，无论是否存在这些因素我们都必须将患者送往导管室进行取栓治疗。

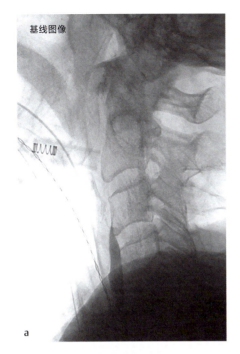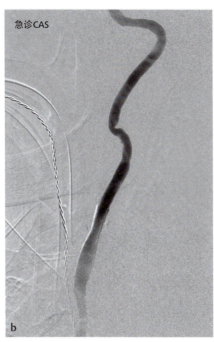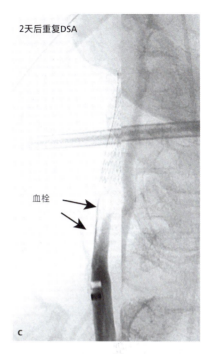

基线图像

急诊CAS

2天后重复DSA

血栓

图18.9　急性支架内血栓形成。a.侧位DSA不减影像，显示颈总动脉急性闭塞。b.侧位DSA，显示左侧颈内动脉（ICA）急诊支架植入术（CAS）后，前向血流恢复。通过取栓（未显示）成功治疗了颅内的串联闭塞。c.复查正位DSA。患者术后两天出现神经系统症状再次加重，遂被紧急送往DSA室（非侵入性成像并不是诊断的金标准），造影可见支架内急性血栓形成，血栓延伸至支架近端（箭头）

18.8　病例（视频和图像）

18.8.1　病例18.1　急性支架内血栓形成

- 本例介绍了急性颈动脉支架内血栓形成的处理。患者近期接受了症状性左侧ICA狭窄的支架成形术，术后因出现新发构音障碍和右侧肢体偏瘫而被送入急诊室（视频18.1；图18.10～图18.13）。

18.8.2　病例18.2　取栓术中大脑中动脉穿孔

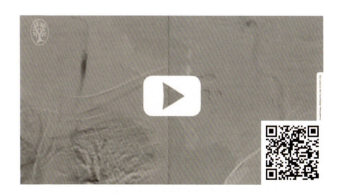

视频18.1　急性支架内血栓形成

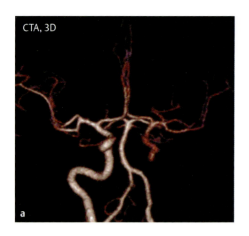

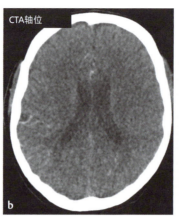

图18.10　在急诊完成的基线影像。a.CTA 3D重建，颅内段，可见左侧ICA未显影，提示左侧ICA闭塞，通过前交通动脉向左侧MCA代偿供血。b.轴位CTA，显示左侧大脑半球低密度影，未发现大面积梗死；患者ASPECTS评分较高。c.CTP显示左侧MCA和大脑前动脉供血区平均达峰时间（MTT；右图）明显延长，而脑血流量（CBV；左图）正常

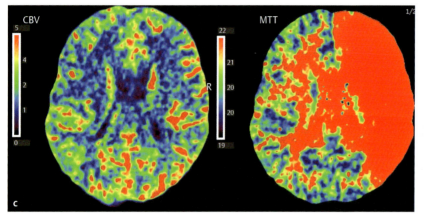

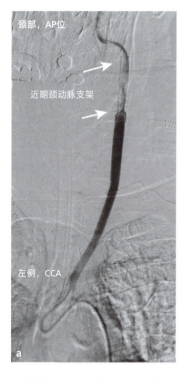

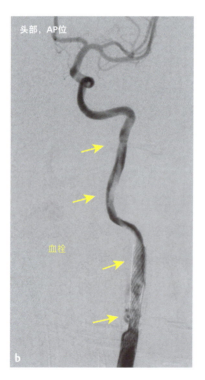

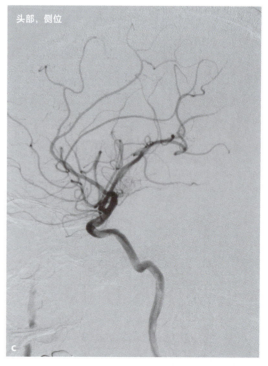

图18.11　基线DSA。a.颈部DSA，左侧颈总动脉造影，正（AP）位，可见近期植入的左侧颈动脉支架〔白色箭头，Wallstent（Boston Science）〕，支架内和支架远端均可见大量血栓。头部DSA，左侧颈总动脉造影,正位图像（b）和侧位图像（c），显示血栓进一步延伸至ICA岩段（图b黄色箭头），颅内动脉通畅

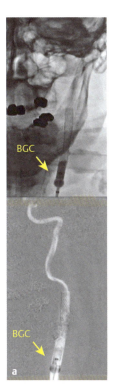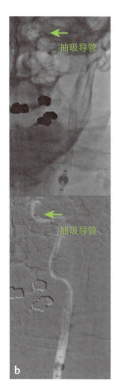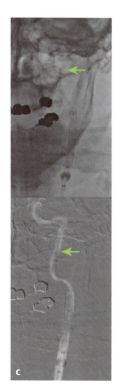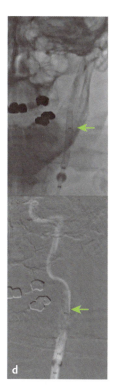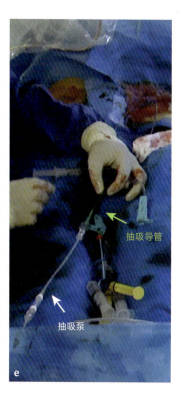

图18.12　球囊导引导管（BGC）保护下血栓抽吸。a.透视像（上图）和路图（下图），正位，显示BGC［黄色箭头，Walrus（Q'Apel Medical）］置于取栓支架的近端，抽吸开始之前充盈球囊。b~d.序列图像，透视图（上图）和路图（下图），正位，显示采用0.070 in 的抽吸导管［绿色箭头，6F Sofia（MicroVention）］持续抽吸血栓，同时缓慢撤回导管。e.术中照片，显示抽吸导管（绿色箭头）连接到抽吸泵延长管（白色箭头），以便在导管缓慢撤出的同时能进行持续抽吸

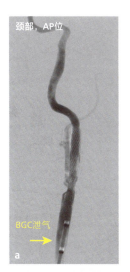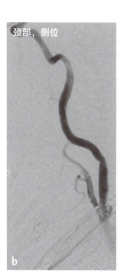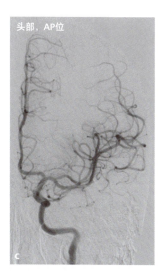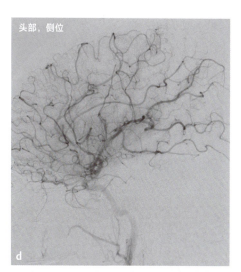

图18.13　血栓抽吸术后DSA。颈部DSA，正位图像（a）和侧位图像（b），显示ICA血流恢复。支架内仍可见极少量的残余血栓。泄气的BGC位于图a中箭头指示位置。头部DSA，正位图像（c）和侧位图像（d），证实没有出现远端主要分支栓塞。由于前向血流并未完全阻断，支架内血栓可脱落并导致远端血管的栓塞。在这种情况下，使用BGC是至关重要的，而由于颈外动脉被支架覆盖，应用Mo.Ma近端保护伞装置（Medtronic）并不可行

- 在这个病例中，我们回顾了血管内取栓（ET）中可能会发生的最严重并发症之一——血管穿孔。即使采取最快速、最有效的措施来控制出血，这种情况也可能导致预后不良（视频18.2；图18.14 ~图18.19）。

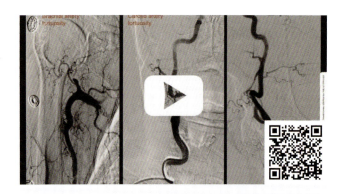

视频18.2　取栓过程中MCA穿孔

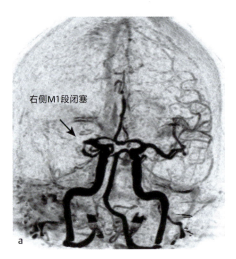

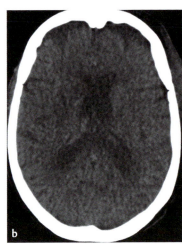

图18.14　基线无创影像。a.CTA 3D重建，颅内观，显示右侧MCA M1段闭塞（箭头）。b.轴位CT平扫。本例ASPECTS评分较高

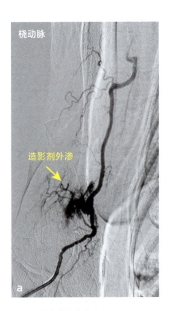
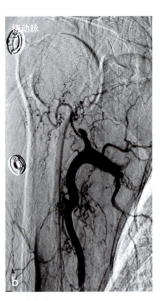
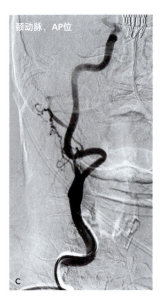
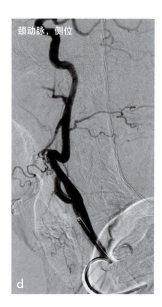

图18.15　建立通路。a.DSA，右侧桡动脉造影，显示桡动脉和肱动脉非常迂曲和不正常。导引导管在操作中可能导致动脉损伤，造成造影剂外溢（箭头）。这种情况可以通过手动加压有效控制出血（未显示）。b.DSA，肱动脉造影，显示肱动脉迂曲明显。颈部DSA，正（AP）位图像（c）和侧位图像（d），显示颈部血管明显迂曲。在这种情况下，术者在进行颅内操作的时候会感觉阻力增大，同时无法准确感觉到器具的触觉反馈

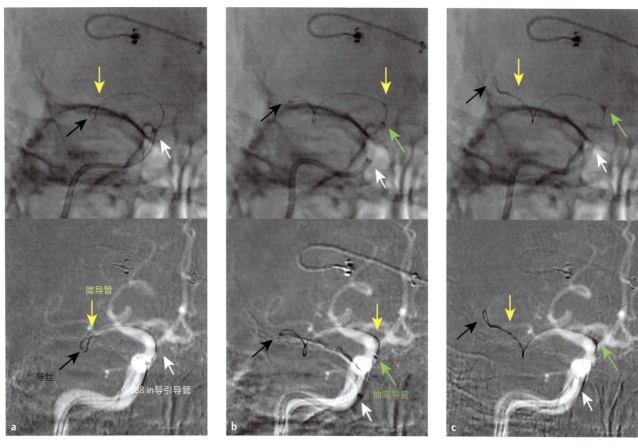

图18.16 通过右侧大脑中动脉M1段闭塞部位。a~c.序列图像，AP位透视像（上图）和路图（下图），显示0.014 in的J形导丝（黑色箭头）和微导管（黄色箭头）穿过闭塞部位。注意图a所示，0.088 in导引导管（白箭头）从最初位于ICA海绵窦段退回到了岩骨段（图b和图c中所示位置），这表明术者在尝试通过闭塞段时遇到了明显的阻力。图b和图c显示，术者将0.070 in的抽吸导管（绿色箭头）跟进到更远的位置，以克服所遇到的阻力

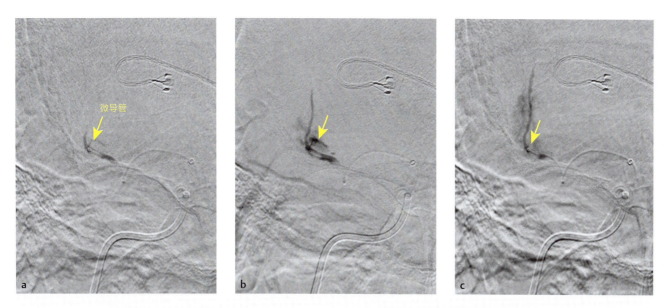

图18.17 微导管造影。a~c.DSA，序列图像，经微导管超选造影（箭头）。可见活动性造影剂外溢，提示MCA M2段近端分支穿孔

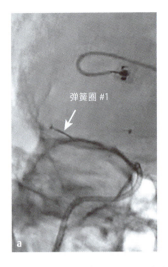
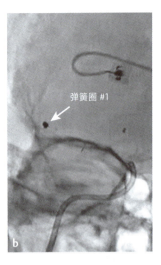
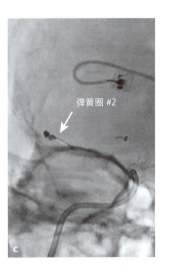
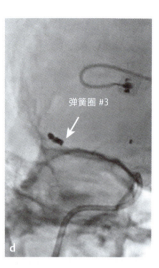

图18.18　填塞弹簧圈闭塞右侧MCA。AP位透视像，显示输送（a）和填塞（b）第一枚弹簧圈的位置（每个图像中的箭头）。应该根据所用微导管的大小选择弹簧圈，避免更换不同类型的微导管。c.AP位透视像，显示第二枚弹簧圈的填塞过程（箭头）。d.AP位透视像，显示用于闭塞MCA可疑穿孔部位的第三枚弹簧圈（箭头）。快速填入三枚弹簧圈以达到迅速封闭破裂点止血的目的，然后再复查造影。此时术者注意到仍有少许造影剂持续性渗出，因此继续填塞弹簧圈止血（未显示）

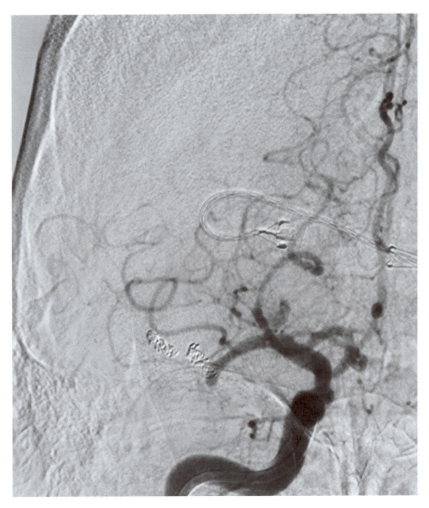

图18.19　闭塞MCA后行DSA。AP位DSA，右侧ICA造影，未见造影剂继续渗出。但由于右侧MCA完全闭塞，患者的预后仍然会很差

索　引

ISBN 978-7-5350-4333-9

9 787535 043339 >

定价：58.00元

生活浪花

张振兴 著

广西师范大学出版社